饮用水安全保障中长期科技发展战略

水专项饮用水安全保障技术体系综合集成与实施战略课题组　编著

中国建筑工业出版社

图书在版编目（CIP）数据

饮用水安全保障中长期科技发展战略 / 水专项饮用
水安全保障技术体系综合集成与实施战略课题组编著. —
北京：中国建筑工业出版社，2021.3
ISBN 978-7-112-25776-8

Ⅰ. ①饮… Ⅱ. ①水… Ⅲ. ①饮用水-给水卫生-发
展战略-中国 Ⅳ. ① R123.5

中国版本图书馆 CIP 数据核字（2020）第 266485 号

　　本书以水专项饮用水安全保障技术研究成果为基础，总结我国饮用水安全保障
状况，分析存在主要问题，梳理国内外饮用水安全保障理论与技术研究进展，在对
饮用水安全保障未来发展形势进行研判的基础上介绍了涵盖设施、技术、管理等方
面的饮用水安全保障科技需求。本书共 6 章，分别是我国饮用水安全保障状况、饮
用水安全保障技术进展与成效、饮用水安全保障面临的形势与需求、我国饮用水安
全保障科技发展战略、饮用水安全保障科技发展重点任务、政策措施建议。本书对
我国饮用水安全保障科技发展具有重要参考价值。

　　本书可作为从事给水排水工程、环境科学与工程等专业的研究人员、高等院校
师生、研究生、企业技术人员、部门管理人员等的教材和参考书。

责任编辑：于　莉　杜　洁
责任校对：赵　菲

饮用水安全保障中长期科技发展战略

水专项饮用水安全保障技术体系综合集成与实施战略课题组　编著

*

中国建筑工业出版社出版、发行（北京海淀三里河路 9 号）

各地新华书店、建筑书店经销

北京鸿文瀚海文化传媒有限公司制版

北京建筑工业印刷厂印刷

*

开本：787 毫米 ×1092 毫米　1/16　印张：5¾　字数：127 千字

2021 年 4 月第一版　　2021 年 4 月第一次印刷

定价：**35.00 元**

ISBN 978-7-112-25776-8

（37045）

水专项饮用水安全保障技术体系综合集成与实施战略课题组
编写名单

林明利　郝　天　孙文俊　王明泉　邵　煜　时文歆

王海波　安　伟　张海峰　田　川　姜立晖　敖秀玮

陈仲赟　王伟博　楚士鹏　周欣泓　马中雨　辛晓东

宋　艳　郭　媛　薛雅内　张　冰

前　言

　　饮用水安全关系到广大人民群众身体健康和生命安全，关系到社会稳定和长治久安，是人民最关心、最直接、最现实的利益问题。做好饮用水安全保障，是不断满足人民日益增长的美好生活需要的基本要求，也是推进国家治理体系和治理能力现代化的一项重要内容。党和政府高度重视饮用水安全，"让群众喝上放心水！"是党中央、国务院对全国人民作出的庄严承诺。

　　依靠科技进步，保障供水安全。1993 年和 2005 年，建设部先后组织编制了城市供水行业 2000 年和 2010 年技术进步发展规划，针对不同时期我国供水行业技术状况、存在问题和发展趋势，围绕提高城市供水质量，总结国内供水生产实践经验，吸收国际供水先进技术，规划了技术发展的方向和重点，使我国供水技术不断提高到新的水平，形成新的生产力，充分发挥了科技支撑和引领作用，极大推动了我国供水事业快速健康发展。"十一五"以来，国家设立并实施水体污染控制与治理科技重大专项（以下简称水专项），系统破解了饮用水水源污染、供水系统脆弱、管理能力不足等导致的安全供水技术难题，构建了"从源头到龙头"全流程的饮用水安全保障技术体系，在太湖流域、京津冀、南水北调受水区、粤港澳大湾区等重点地区进行了应用示范，直接受益人口 1 亿多人，支撑了北京、上海、深圳等国际大都市的供水安全保障，通过标准规范等成果的技术引导和推广应用，推动了供水行业的技术进步，整体提升了我国饮用水质量与标准，全国城市供水水质达标率由 2009 年的 58.2% 提高到目前的 96% 以上，增强了人民群众的获得感和幸福感。通过水专项科技攻关和示范应用，引领带动供水行业快速发展，我国供水行业已迈入高质量发展的新时代。

　　当今世界正经历百年未有之大变局，我国发展面临的国内外环境也在发生深刻复杂的变化，未来发展对加快科技创新提出了更为迫切的要求。当前我国已转向高质量发展阶段，社会主要矛盾已经转化为人民日益增长的美好生活需要和不平衡不充分的发展之间的矛盾。饮用水安全是人民群众所想、所盼、所急的民生优先领域，人民对美好生活的向往必将对饮用水品质提出更高需求。与此同时，全球气候变化将会给饮用水安全带来更多不确定性挑战，新一轮科技革命和产业变革深入发展也为饮用水科技发展带来了新机遇。

　　为了更好地迎接新挑战、把握新机遇，未来更加需要依靠科技创新，持续推进饮用水科技发展。面向未来发展新需求，当前我国饮用水科技在基础研究、应用研究和产业化研究方面仍存在短板约束，亟需加强科技创新，加快与新兴科技融合发展，构建现代化的饮用水安全保障技术体系，支撑建设智能高效、绿色低耗、韧性可靠的全流程供水系统，推进我国饮用水安全保障治理体系和治理能力现代化，实现更加安全优质的饮用水供给。

为了准确把握饮用水科技的发展趋势，研判未来饮用水发展新需求，不断完善符合我国发展需求的饮用水科技创新体系，水专项"饮用水安全保障技术体系综合集成和实施战略"课题组（以下简称课题组）在梳理总结当前饮用水科技进展的基础上，通过文献调研、专家咨询和会议研讨等方式，对面向 2035 年的饮用水安全保障技术发展趋势进行了前瞻判断，选择关系全局和长远发展的重点方向、重点任务进行研究，经反复研讨和修改，形成了饮用水安全保障中长期科技发展战略研究报告，制定了面向 2035 年的战略目标、基本思路和技术发展路线，提出了面向基础研究、应用研究、产业发展和行业发展四个领域的总体布局，明确了重点任务和研究内容，提出了科技发展政策措施建议。

课题研究提出以构建现代化的饮用水安全保障技术体系为战略目标，制定了"三步走"实施策略：第一阶段，到 2025 年实现饮用水安全保障技术体系的标准化、绿色化和数字化；第二阶段，到 2030 年实现饮用水安全保障技术体系的智能化和设备材料国产化；第三阶段，到 2035 年构建智能高效、绿色低碳、韧性可靠的饮用水安全保障技术体系，基本实现饮用水安全保障技术体系的现代化。课题研究提出将"标准化、智能化、绿色化、韧性化"作为未来我国饮用水安全保障科技重点发展方向，规划了现代化饮用水安全评价、水源水质监测预警、高效绿色水质净化、智能低耗管网安全输配、供水全过程精准监控、韧性供水系统构建六项科技发展重点任务，提出了创新政策机制、加强能力建设和加速科技成果转化三个方面的政策保障措施。

课题研究得到了水专项饮用水主题组专家们的大力支持，在此表示衷心感谢。限于课题组成员学识水平和实践经验，书中不妥之处在所难免，敬请广大读者批评指正。

林明利

2020 年 11 月

目　　录

第 1 章　我国饮用水安全保障状况

饮用水安全是指饮用水具有充足的水量、合格的水质、良好的安全管理和应急供水能力。饮用水安全保障工作涉及安全稳定的供水水源、完善高效的供水设施以及先进全面的安全管理等诸多领域。我国饮用水安全保障工作在过去几十年中取得了快速进步，截至 2018 年年底，我国城市供水普及率达到 98.78%，农村自来水普及率达到 81%，在水源地保护、供水设施建设、净水工艺研发、供水安全管理等方面的能力和水平快速提升。但仍然存在诸多问题：一是供水水源方面，我国部分地区水量不足，且水源复合污染问题凸显；二是供水设施方面，部分净水工艺有待提高，管网漏损带来的水质下降问题突出，供水"最后一公里"存在安全隐患，农村供水设施仍存在短板；三是供水安全管理方面，水质标准不能满足实际需求、水源地保护和管理存在短板、供水安全监管信息公开不够、全流程水质监测预警需要进一步完善。

1.1　饮用水水源

饮用水水源是供水安全保障的第一个环节，其安全性首先需满足生活饮用水水源水质标准要求，即水源水质合格；其次，水源水量要具备持续保证能力，即水源水量充足。在水源水量方面，我国幅员辽阔，水量在空间和时间上存在分布不均衡的特点，加之社会经济快速发展对供水需求的增加，局部地区存在饮用水水源供给紧张的问题。在水源水质方面，水源污染问题仍是一个普遍问题。近年来，我国高度重视水污染防治工作，随着"水十条"等一系列法律法规的出台与实施，我国水污染态势得到了遏制，全国主要地表水水质逐渐提升，饮用水水源地水质明显改善。然而，值得注意的是，虽然水源中化学需氧量、氨氮等传统水质指标逐渐改善，但是"两虫"、重金属和一些新兴污染物污染问题开始显现，并且呈现明显的地域性分布特征。同时，一些地区由于环境地球化学背景导致的饮用水水源重金属、砷、氟超标等问题仍未得到有效解决。因此，保障水源水量、改善水源水质仍是未来一个时期内饮用水安全保障面临的重要问题之一。

1.1.1　水资源分布不均

水是人们生活和社会生产必需的基本条件之一。水资源状况直接影响到社会经济发展和人们生产生活水平，是经济和社会发展的刚性约束。我国水资源总量少且分布极不均衡，人均可利用水资源量约为 900 m³，被联合国列为 13 个贫水国之一。全国 600 多座城市中，有 400 多座城市"严重缺水"或"缺水"。随着我国工业化、城镇化进程的快速推进和经济社会的快速发展，水资源开发利用强度不断加大，到 2030 年我国预计用水总量将达到全国实际可利用水资源量，接近合理利用水量上限，水资源开发逼近极限。与此同时，由于水环境污染造成的水源水质性缺水，进一步加剧了我国水资源的供需矛盾。

水资源的供需矛盾造成我国一些地区饮用水水源水量保障不够，同时由于备用和应急水源及配套供水设施不足，缺少区域内水源联合调度能力，加剧了城市水源供给不足的问题，城市供水安全受到很大影响。为此，我国提出了"节水优先、空间均衡、系统治理、两手发力"的新时期治水方针和城市发展要坚持"以水定城、以水定地、以水定人、以水定产"的原则要求，要求各地根据实际建设应急备用水源，提升和完善供水设施，保障供水安全。

1.1.2 水源水质问题复杂

随着我国工业化、城镇化进程的快速推进和经济社会的快速发展，水资源开发利用强度不断加大，水环境遭受污染，水源水质日趋复杂。

水专项开展的全国重点流域水源水质调查发现，"两虫"、嗅味、重金属、消毒副产物、耗氧量是全国各流域供水水源存在的共性问题，目前通过水处理工艺升级改造能够有效控制。但是，高氯酸盐、苯类化合物、全氟化合物、农药、亚硝胺类化合物等标准外的新兴污染物造成的水源水质污染问题在一些流域比较突出。更为严重的是，现有水厂工艺对这些污染物处理效果不佳，存在较大健康危害隐患。例如，高氯酸盐在我国水源中普遍存在，检测的浓度为 0.18 ~ 117μg/L。值得注意的是，水源水质调查中高氯酸盐浓度高于美国饮用水水质参考标准值（24.5μg/L）的样品全部来自长江中游，其中最高可达到 117μg/L，这与长江中游区域内相关产业（烟火、炸药、火箭燃料等）布局密集具有较高的相关性。高氯酸盐是一类稳定性非常强的物质，现有饮用水处理工艺对其基本没有去除效果，目前加强对其污染源的监管是最有效的控制方法。

湖库水源在城市供水水源中占有相当高的比例。在全球气候变暖趋势下，湖库富营养化导致藻类暴发现象将继续存在。国内外的经验表明，进入富营养化后的湖泊、水库，即使采取有力的污染控制措施，其沉积物中积累的营养盐也会成为内源污染物持续影响湖库水源水质。因此，湖库水源高藻以及由此引发的水源嗅味、消毒副产物前驱物问题仍将是我国水源污染的突出问题。

未来随着我国水污染防治深入实施、产业结构调整、绿色发展持续推进，我国水源水质将保持长期向好的局面。但是，由于我国传统经济社会发展的惯性，水源污染问题很难在短期内得到根治，我国水源水质安全形势在今后相当长一段时间内仍然严峻。

1.2　供水设施

为了支持经济的持续快速发展和人口规模的不断增长，城乡供水设施规模日益扩大，供水普及率不断提高。根据《中国城乡建设统计年鉴》（2019 年），自 1978 年到 2018 年，全国城市供水综合生产能力已经取得长足进步，供水普及率从最低 45.1%（1985 年）提高到 98.78%。

尽管我国的供水普及已得到了很好的发展，但水源仍面临复杂的形势，水源中检出标准外新兴污染物质和标准外污染物质已是常态，"水源"突发污染和供水安全事故也时有发生；城市供水管网漏损和水质保持还没有得到很好的控制，城市供水"最后一公里"的水质问题仍没有得到很好的解决；城乡饮用水安全保障仍面临巨大挑战。

1.2.1　水厂净水工艺

我国的城市供水水源以地表水和地下水为主。2018 年，我国城市供水总量中，地下水源水厂数量占水厂总数的 31.87%，供水量占总量的 12.36%。我国水厂的净水工艺伴随着生活饮用水卫生标准提高、社会经济水平发展和供水技术进步不断发展和完善。

通过水专项发现的新的水质问题逐渐被重视，有些正在列入国家强制标准进行管控，然而现状一些水厂难以处理这些新问题，水厂净水工艺将面临挑战，需要持续升级改造。例如，随着生活饮用水卫生标准的持续更新，高氯酸盐、大宗农药和化学品、致嗅微量有机物等污染物将列入管控，水厂处理出水可能面临无法达到新标准的问题，必然对净水工艺提出升级改造新要求。

与此同时，一方面，随着人民生活水平的提高，公众对饮用水的需求从"合格水"向"优质水"转变；另一方面，水源复合污染问题以及水源水中新兴污染物问题的不断显现，这些都对水厂净水工艺提出了更高的要求。如何能够在现有工艺技术基础上进一步提升水质，一直是水处理技术发展重点关注的方面。近些年一些净水工艺技术相继得到推广应用，例如臭氧氧化和活性炭吸附、高锰酸钾氧化、生物预处理等，丰富了净水处理工艺，形成了"生物或化学预处理—常规处理—深度处理"等组合净水工艺，这类工艺已经在北京、上海、深圳和江苏等相对发达的城市和地区实现大规模工程应用。另外，近年来超滤和纳滤等膜分离技术也逐渐被应用于城市净水厂，进一步丰富和完善了净水工艺。然而，随着各种水处理技术的发展和应用，水处理工艺流程愈加复杂冗长，水处理设施建设和运行管理要求高，药耗和能耗偏高，因此发展短流程、少药剂的水处理工艺将是水处理技术发展的重要需求。此外，如何将大数据、物联网、人工智能、新材料等新兴技术和产业与净水工艺相结合，如何利用智慧水务在保证水质安全的前提下实现净水工艺的节能降耗优化运行，仍是未来净水工艺提升需要关注的热点。

1.2.2　管网安全输配

我国城市供水管网漏损控制发展不平衡，总体漏损率居高不下。根据《中国城市建设统计年鉴》（2019 年），全国城市公共供水管网漏损水量 81.6 亿 m^3，相当于约 1.74 亿人的全年生活用水量。在空间分布上，我国城市供水管网漏损表现出不平衡的特征，地区差异大。从总体漏损趋势看，西高东低，北高南低，与经济发展和气候密切相关，东北地区局部城市供水管网漏损率高达 40% 以上。

供水管网漏损不仅导致水资源浪费，也会影响供水安全。而供水管网漏损的原因是多方面的，主要有材料、施工、使用、运行、外部环境和管理因素等。据不完全统计，我国约 1/3 以上的供水管网存在老旧失修、超期服役、材质落后等问题，漏损控制以传统的人工检漏控制为主，信息化和智能化技术支撑不足。对比全球 102 个主要城市供水管网漏损情况，我国城市公共供水管网漏损控制水平处于中等水平，但是与东京、芝加哥、新加坡、柏林、洛杉矶等漏损控制较好的先进城市（低于 5%）相比，仍有较大差距，我国供水管网漏损控制有很大的潜力空间。随着我国经济社会的发展，自来水的供需矛盾日益突出，漏损控制将是未来供水开源节流中能够直接增效的重要领域。

同时，供水管网水质问题也得到越来越多关注。近些年来，居民对饮用水水质的投诉主要源于管网输配过程中产生的色度、浊度等感官水质指标问题。比如，随着南水北调工程的全线通水，很多城市形成多水源供水格局。在水源切换时，由于水源水质特征的差异，会导致管网腐蚀产物的大量释放，浊度和色度明显增加，造成管网"黄水"现象。例如，2008 年北京调用河北黄壁庄水库水源，在地下水供水区域发生了大规模"黄水"。虽然针对铁离子释放导致的"黄水"问题，水专项研究形成了通过管垢中 Fe_3O_4 含量、管网进水 NO_3^--N 浓度和微生物群落组成识别"黄水"敏感区的新技术，但是对于锰离子导致的色度升高问题，其成因及控制措施还相对缺乏。另外，由于管网水质波动导致管网金属颗粒物释放，一方面影响感官性状，另一方面生物膜也会脱落进入管网水体，导致水在输送过程中水质风险明显上升。

因此，在未来研究中，除了进行大量漏损控制技术研究外，还需识别管网输配过程中引起的关键指示性水质指标变化。优化管网水质在线监测布局，及时感知和预测管网水质安全风险，保障龙头水的稳定达标和水质不断提升。

1.2.3 "最后一公里"供水

据不完全统计，居民用户投诉的"黄水""浑水""红虫"、臭味等饮用水水质问题，70% 以上都与供水"最后一公里"有关。绍兴市供水水质监测统计结果显示，在市政配水管道水质合格的情况下，多层建筑水质不合格的环节 69% 产生于用户内部，31% 产生于入户表前；高层建筑水质不合格的环节 68% 产生于入户表前，24% 产生于用户内部，8% 源于小区配水管。可见，"最后一公里"的供水水质安全已成为群众反映强烈的突出问题，是制约"让百姓喝上放心水"的瓶颈和短板。

通过对上海、北京、深圳、郑州等城市供水系统进行水质调查发现，经"最后一公里"供水后水质下降明显，是造成龙头水质不合格的重要原因。其中，余氯不达标是水质不合格的主要原因，其次是色度、浊度、pH、菌落总数、总大肠菌群等指标下降。影响

"最后一公里"水质安全的主要因素包括二次供水设施老旧失修、材质落后，以及清洗消毒等运行维护不及时、不到位。此外，居民小区入住率、用户用水量、用户管道材质等也会影响龙头饮用水水质。

"最后一公里"的水质安全保障，需从规划设计、设施提升、运行监管等多方面综合考虑。需要加强通过局部设施的优化设计和技术提升，采用安全材料，加强智能运行和安全监管技术，理顺二次供水设施的管理体制等，确保末端用户龙头水质安全。

1.2.4 农村供水设施

改革开放以来，我国高度重视农村饮水工程建设，并不断增加投入，在 1977—2005 年近 30 年的时间里，我国以平均每年解决 1000 万人的速度推进农村饮水安全工程建设，农村自来水普及率与集中式供水受益人口占比显著增长。"十一五"到"十二五"期间，我国不断加大对农村饮水安全工程的投资力度，在通过《2005—2006 年农村饮水安全应急工程规划》《全国农村饮水安全工程"十一五"规划》和《全国农村饮水安全工程"十二五"规划》等专项的实施之后，到"十二五"期末，长期困扰我国农村的饮水不安全问题基本得到了解决。"十三五"以来，针对农村供水不稳定、易反复等问题，中央决定实施农村饮水安全巩固提升工程，进一步提高农村供水保障水平。截至 2019 年年底，我国共建成 1100 多万处供水工程，服务 9.4 亿农村人口，全国农村自来水普及率达 81%，农村集中式供水受益人口占比达 86%，累计提升 2.37 亿农村人口供水保障水平，解决 1708 万贫困人口饮水安全问题。总体来看，目前全国已经建立起比较完整的农村供水体系。

在推进提升农村供水保障的同时，农村供水主管部门通过对 3000 多个村的供水体系随机回访调查发现了许多问题。农村基础设施建设投入与实际需求差距大，经济发展薄弱地区，由于缺乏充分的建设和运维资金，仍存在季节性水量不足、水源保护不到位等问题，区域性水质问题复杂，加之缺少相应的净化消毒措施，水质保障水平与实际经济承载力仍存在较大差距。农村供水工程点多面广量大，千人以下供水工程占比达 99% 以上，多数位于山区、牧区和偏远地区，管理难度大，部分工程水价运行机制不健全，调研发现 19% 的千人工程和 40% 的千人以下工程不收水费，再加上地方财政补贴困难，农村供水工程只能低标准简易运行，可持续性较差。除此之外，我国农村供水在专业人才数量、业务能力、供水设施能力建设、安全管理等方面还十分薄弱。如何能够因地制宜地在现有基础之上增加农村供水投入、强化供水能力建设和提高管理水平仍是一项长期、艰巨、复杂的任务。

1.3 饮用水安全管理

水专项实施以来，以强化政府监管和行业管理支撑能力为目标，围绕水质监测、风险评价、预警应急、运行管理等环节开展系统研究，破解了饮用水全过程监管的科学化、规范化、业务化技术难题，研发了我国水源地管理、水质监测、标准制定、预警应急、水质督察等技术，并纳入国家饮用水安全监管业务化运行，成果直接服务于政府监管、企业监测与公众监督，支撑了从水源到水龙头全过程监管饮用水安全。然而，面向饮用水安全管理需求，我国供水安全管理在法规、标准、监管技术等方面还存在一些短板，需要进一步总结评估和发展提升。

1.3.1 供水安全监管法律法规

供水安全监管需要相关法律法规体系的保障。当前我国供水安全监管法规存在缺失或错位，给饮用水安全监管工作开展带来实施上的问题。从立法的角度，我国饮用水安全缺乏完善的法律法规的支撑。从水质标准的角度，美国有《安全饮用水法》、日本有《水工程法》为饮用水标准提供依据与支撑，而我国目前与饮用水卫生关联较为紧密的法律为《中华人民共和国传染病法》《中华人民共和国水污染防治法》《城市供水条例》和《国家标准管理办法》，还没有适用于水质标准方面的国家立法，直接导致我国饮用水卫生标准的修订缺乏动态性与周期性。从《生活饮用水卫生标准》GB 5749—1985 到《生活饮用水卫生标准》GB 5749—2006 颁布，周期长达 21 年，《生活饮用水卫生标准》GB 5749—2006 自 2006 年颁布以来，至今也已历时 14 年仍未修订，标准修订的周期远超过我国《国家标准管理办法》中规定的 5 年复审周期。

与此同时，水质信息公开是监管的重要方面，但在法律保障层面与国外仍有差距。虽然《中华人民共和国水污染防治法》要求县市级以上需要进行水质信息公开，但 2018 年全国人大在水污染防治法执法检查中发现，城市集中式饮用水水源、二次供水和用户水龙头出水水质监测和信息公开制度落实不力。

事实上，行业部门对水质信息公开推进已久。2012 年 10 月 18 日，住房和城乡建设部下发了《关于加强城镇供水设施改造建设和运行管理工作的通知》(建城〔2012〕149 号)明确提出：加快水质信息公开。各地按照《城市供水水质管理规定》《生活饮用水卫生监督管理办法》等文件的要求，及时将供水水质监督检查结果向社会公布，要求供水企业于 2013 年年底前建立水质信息公布制度，接受社会监督，有力推动了全国范围内水质信息公开工作进程。2013 年和 2014 年住房和城乡建设部又分别发布了《住房城乡建设部关于印发城镇供水规范化考核办法（试行）的通知》(建城〔2013〕48 号)和《关于做好城镇供水规范化管理考核工作的通知》(建城函〔2014〕1083 号)两个文件，开始实施城镇供水规范化考核工作，考核内容包括城镇供水行政主管部门责任落实情况、管理制度建立健全情况、制度落实情况等，其中，水质信息报告与公布是城镇供水规范化考核指标中一项重要内容，目的是促进城镇供水主管部门和供水单位加强饮用水安全保障管理、全面落实相关规章制度，建立保障城镇饮用水安全的长效管理机制。

在饮用水安全信息公开实施层面还存在大量问题：一是实施主体与数据来源不统一。现数据公布方有供水主管部门（住建、水务）、卫健部门、供水企业等，除少部分设置了政府层面水质监管机构的城市由政府提供水质数据外，其余大部分城市均由供水企业或隶属于供水企业的国家城市供水水质监测网地方站或省会城市监测站提供水质数据。从一定意义上讲，这种信息公开只停留在企业自检的层面，缺乏公正性。因此，有必要推行独立第三方检测，以提高水质信息的可靠性和公正性。二是水质信息公开内容不统一。各城市水质信息自主公开，公开的监测指标、频率和检测值形式差别较大。在水质检测值形式方面，北京供水企业公布水质最高、最低和平均值，而杭州只公布平均值，深圳水务局则公布水厂、管网水的实测值。三是信息公开情况区域差别较大。省会城市和经济条件较好的城市，其信息公开工作做得相对较好，但小城市如县级城市，通过互联网查询，水质信息公开较少。此外，我国尚未建立国家层面的饮用水安全监管平台，不利于公众对饮用水安全的监督。因此，需要进一步发展和完善供水安全监管技术，构建多层级协同管理平台，支撑水质信息公开规范化，增加水质提升内驱力。

1.3.2　饮用水水质标准管理

饮用水水质标准是监管饮用水水质安全的准则。长期以来，我国饮用水水质风险不明，水质标准缺乏针对性。我国现行的《生活饮用水卫生标准》GB 5749—2006 是由原卫生部、国家标准化委员会于 2006 年发布并于 2007 年开始实施的。然而，在制定过程中缺乏大范围全国水质调查数据支持，只能参照国际上代表性的饮用水水质标准，如世界卫生组织（WHO）的《饮用水水质准则》、美国环保局（USEPA）的《国家饮用水标准》和欧盟（EC）的《饮用水水质指令》等。虽然我国政府把保障饮用水水质安全作为政府的重要职责，但是由于缺乏对水质风险的识别和对水质的调查，饮用水水质标准的完善与修订工作基础支撑不够，导致现行标准指标未能充分反映我国水污染的实际特征及存在的问题，未能对近些年出现的新型污染物进行有效管控。事实上，发达国家及地区饮用水水质标准制定及管理有一套完善的方法体系，该体系包括了污染物候选名单、未制定标准污染物监测、标准确定、标准改进。根据现有管理规定，我国水质标准六年需要开展复查评估等多个关键程序，但在实际操作过程中未形成一套完整的体系，标准制定的方法学仍有待完善。首先是缺乏完善的饮用水优控污染物筛选体系。美国等发达国家及地区在修订饮用水标准时所采用的原则与方法，受到了国际上广泛地关注与借鉴。我国对饮用水污染物候选清单的相关研究则刚起步，可以充分借鉴发达国家及地区的许多先进理念，完善我国的饮用水优控污染物筛选体系，构建我国科学的饮用水污染物候选清单，在优先控制清单的基础上更新水质标准，将大幅提升水质标准的针对性和有效性。其次是缺乏完善的饮用水标准制定的支撑技术，包括风险比较技术、风险削减成本—效益评估技术和关键缺失参数估算技术。水专项在全国饮用水调查和风险评价方面做了大量研究，为《生活饮用水卫生标准》GB 5749—2006 的修订提供了重要支撑。但是随着水专项项目的结束，持续的水质调查和风险评估工作因缺少资助将面临停滞的窘境。为保障我国饮用水标准能够和公众的需求相匹配，急需在饮用水的水质调查、风险评估和标准制定等领域，组织协调科研院所、高校和管理部门开展持续研究，支撑我国饮用水水质标准持续更新。

此外，高氯酸盐、全氟化合物等新兴污染物在水厂无法有效处理，需要将水质安全防线前移至污染物排放和水源防护，因此应开展污染物从排放到水源再到水厂等环节的处理成本和效益分析，优化标准制定，推进污染物的全生命周期监管。因此，亟需开发科学实用的特征污染物筛查鉴定技术，获取根据污染特征及人群健康效应进行风险比较和削减成本估算，为生活饮用水卫生标准的制定及饮用水安全管理提供坚实的技术支撑及保障。

1.3.3 水源地保护和管理

在水源地管理方面，近年来有关部门加大了管理力度。生态环境部等部门颁布了《饮用水水源保护区划分技术规范》HT 338—2018、《集中式饮用水水源地环境保护状况评估技术规范》HJ 774—2015 和《集中式饮用水水源地规范化建设环境保护技术要求》HJ 773—2015 等规范化文件，不断完善水源地管理制度，规范水源地保护与管理，持续推进全国集中式饮用水水源地环境整治。据生态环境部统计，2019 年，我国 899 个县级水源地 3626 个问题中整治完成 3624 个，累计完成 2804 个水源地 10363 个问题整改，7.7 亿居民饮用水安全保障水平得到巩固提升。即便如此，水源保护仍然是我国饮用水安全保障的短板。2019 年全国人大常委会在水污染防治法执法检查中发现，城市集中式饮用水水源地保护工作还存在短板，县级及以上城市 2804 个水源地问题尚未整治到位；农村饮用水水源地状况不清，约 1/3 未划定水源保护区界线，尚未按照水污染防治法要求把农村水源地纳入监管范畴。

近 20 年来，我国饮用水相关事故 70% 以上是由于水源污染导致的。然而我国缺乏水源安全的在线预警体系，对于污染事故的防控仍然缺乏体系化规划与建设。在发达国家，每个地区都有污染排放清单，对于水源预警和防控都根据排放清单进行精准定向防控。然而我国流域开发强度大，污染种类多和范围广，缺乏关于污染源的数据支撑，导致我国在污染防控方面投入大但收效并不显著。事实上，我国进行了两次污染源普查，特别是 2017 年完成的第二次污染源普查，详尽地对我国绝大部分污染源进行了梳理。然而这些对污染源准确调查的数据，只有宏观的报表，详细数据缺乏公开和有效使用，导致无法对实际水源地预警和管理给予有效的支持。因此，需要通过协调有关部门推进我国污染源数据的公开和调用机制，来进一步推进水源的安全预警和管理。在污染源数据公开的基础上，进一步构建周边水源地的污染清单制定，为水源污染预警和地方水质标准制定提供基础数据支撑。

另外，我国还缺乏独立的饮用水水源水质国家标准和适应地方经济发展的地方标准，水源水的质量评价和水源地的管理缺乏适用合理的依据。水源地及主要风险源监测系统尚不完善，水源保护和调控工作依靠人员经验，缺少基于周边污染源以及长期监测数据分析和挖掘的科学支撑，导致饮用水源管理的科学性和有效性不足。另外，由于县级以下环境监测能力严重不足，开展农村饮用水常规监测的能力不够，导致农村饮用水水源水质状况不清。农村饮用水水源地管理基础与城市相比更加薄弱，迫切需要加强。

1.3.4 全过程供水安全监管

除了饮用水水质之外，饮用水监管还涉及水源地保护、供水全过程安全管理、监测预警、绩效考核和应急处理处置等。

水质监测是全过程供水安全监管的基础。水质检测主要通过实验室检测完成，部分指标采用在线监测。目前我国水质分析标准方法更新慢导致一系列问题，例如新的检测设备缺乏标准检测方法，无法发挥其快速和高通量的优势，造成检测资源的浪费；在线监测覆盖的指标或参数仍然较少，设备的可靠性和稳定性仍需验证。此外，应急监测局限于小型便携设备，缺乏相应标准方法体系；综合毒性或生物预警与污染物筛查技术方兴未艾，但是没有得到大规模的应用。因此，亟需对不同指标的多种仪器检测方法进行评估比对，从而构建检测方法体系表，为水质监管提供支撑。

目前供水水质监测方案存在很大的优化空间。由于我国各地经济发展水平差异大，各地水源风险各异，各地供水监测能力发展不均衡。一些经济落后地区的小规模水厂监测能力非常薄弱，在近些年的水质督查中发现，水质不达标的多为县级小规模水厂，不达标的指标也多为浊度、消毒剂余量、消毒副产物等常规指标，一些微量有机物或重金属的监测成本虽然高昂，但在近些年的监测中却很少发现超标。因此，需重新评估现行的固定化的常规 42 项月检、106 项半年检的制度是否合理。美国、日本等对水质标准中的不同类指标检测频率都做了较为灵活的安排，如一些污染性指标连续一段时间没有检出，则可以降低检测频率甚至暂停；一旦有检出或达到设定的预警值，就要恢复检测或加大检测频率。对一些关键指标尽可能实现在线监测。因此，需要在水质监测方案中考虑区域的水质特征和发展水平，建立适宜的水质监测方案。

水质风险评估与监测预警应急机制不完善。目前，虽然在一些发达地区构建了城市供水水质监管业务化平台，但功能多限于水质数据的汇总、信息可视化展示和比对统计，数据的完备性和实时性不够，对不同指标的变化异常响应也缺乏科学的评估方法。因此，有必要将水质风险评估和管理机制引入供水安全业务化管理体系，让监管平台的功能予以提升，让预警和应急更科学。

1.4　饮用水水质

根据国家卫生健康委针对全国所有地市县和 95% 的乡镇的城乡饮用水开展的水质监测工作结果，我国城乡饮用水水质总体良好，近年来有比较明显的提高，特别是农村地区，水质改善比较明显。

1.4.1　水质总体情况

我国城市饮用水水质总体良好并且呈现逐步提升的趋势。全国城市饮用水水质样品达标率接近 90%，其中重点城市的达标率达到 97% 以上。但从供水全流程角度出发，水质不达标情况仍然存在，全国有 1/3 的城市在水厂、管网或二次供水设施环节出现过指标超标的情况。

出厂水水质情况。我国城市公共供水厂出厂水水质总体良好，出厂水达标水厂的供水能力接近总供水能力的 99%。但仍然有一些水厂的出厂水出现不同程度的水质超标现象，超标指标受水源类型、净水工艺和运行管理方式影响显著。例如，以地表水为水源的水厂出厂水主要超标指标为浑浊度、消毒剂余量、铝、耗氧量、三氯乙醛；以地下水为水源的水厂出厂水主要超标指标为消毒剂余量、氟化物、浑浊度、钠、硫酸盐；此外，消毒剂、菌落总数、三氯甲烷、三氯乙醛、亚氯酸盐、三卤甲烷等指标的超标主要与水厂净水工艺设计与运行管理存在的问题有关。

管网水水质情况。受管网建设维护情况的影响，我国管网水达标率接近 90%，略低于出厂水达标率。城市管网整体建设维护情况受经济发展水平影响显著，最终体现在达标率上：重点城市的管网水样品全部满足《生活饮用水卫生标准》GB 5749—2006 的要求，而地级城市和县级城市的达标样品比例仅为 94% 和 84%。管网水主要超标指标包括消毒剂余量、浑浊度、耗氧量、氯酸盐、臭和味、氨氮、三氯乙醛、亚氯酸盐、pH、硫酸盐、硝酸盐、肉眼可见物、三氯甲烷、锰、铝、铁、总硬度、氟化物、砷和二氯甲烷等。

二次供水水质情况。近年来，随着监管部门对二次供水设施监管力度的加大，我国二次供水设施运行维护水平显著提高，水质达标率接近 90%。与管网水相同，二次供水水质受经济发展水平和监管力度影响显著，重点城市、地级城市、县级城市达标率依次递减。二次供水主要超标指标包括消毒剂余量、浑浊度、耗氧量、pH、肉眼可见物、总大肠菌群、菌落总数、臭和味、氨氮等。

农村供水水质情况。近年来，随着国家对农村供水工程投入的加大，农村供水质量和管理水平得到显著提高，农民生活条件和健康水平得到显著改善。但水质保障仍是农村供水的薄弱环节。农村地区供水管理规范化程度不足，面临微生物指标超标等水质问题、高氟等区域性水质问题、农村小散工程水质保障困难等问题。在水质监测方面，大部分单村供水工程无法掌握水源水质变化情况，部分规模化地表水供水工程水源水质检测工作中没有及时检测总氮、总磷和氨氮等指标，存在安全隐患。亟需开展适宜农村水质净化消毒、水质诊断与监控等技术研发。

1.4.2　饮用水水质新问题

尽管我国饮用水水质达标率较高，但是我国饮用水水质安全仍然面临挑战。现行的《生活饮用水卫生标准》GB 5749—2006 规定了 106 项水质指标，但在水环境中实际存在和可能影响饮用水水质安全的污染物质远不止这些。近年来在饮用水中不断检出抗生素、雌激素、塑化剂、全氟化合物等标准外的新型污染物，使人群健康面临的潜在风险不断增大。根据水专项对 196 个城镇水厂出厂水的水质调查结果，雌激素、全氟化合物、高氯酸盐等新兴污染物在饮用水中广泛检出且呈一定的流域分布特征。部分城市饮用水中甚至可检出十余种微量污染物，对人体健康的潜在风险不容忽视。其中，全氟辛烷磺酸、全氟辛酸污染已被证实与癌症、糖尿病、甲状腺机能减退等多种人类疾病显著相关；高氯酸盐可干扰甲状腺对碘的吸收，导致甲状腺机能减退及大脑发育障碍。由于现有水厂工艺不能有效去除这些污染物，在饮用水中存在较高的健康风险。因此新兴污染物将是我国饮用水安全保障需要重点关注的问题。

第2章 饮用水安全保障技术进展与成效

饮用水安全是国家水安全的重要组成部分。饮用水供给是制约国民经济发展的基础性产业之一，是关乎经济社会持续稳定发展、城市化进程不断推进的重要因素。从20世纪下半叶起，供水安全保障开始逐渐得到政府和公众重视。1972年联合国第一次人类环境会议开始将1981—1990年作为"国际饮用水供给和卫生十年"，以加强和促进公共部门对饮用水安全的保障。随后，发达国家相继提出针对本国国情的饮用水安全保障框架，如美国先后颁布了生活饮用水安全法及其修正案、水源评价及保护导则，欧盟颁布了《欧盟水框架指令》等。在我国，随着社会经济快速发展和人们生活水平不断提高，公众健康意识不断加强，饮用水安全已成为人民群众最关心、与身体健康关系最密切的重大民生问题之一。党中央、国务院高度重视饮用水安全问题，"让百姓喝上放心水"是党和国家对广大人民群众的庄严承诺。我们已经充分意识到，保障供水安全与保障基本人权、维护社会稳定、支撑产业发展、提升社会福利水平密切相关，"水安全"已经上升到了国家安全战略的高度。

为了切实提高我国饮用水安全保障技术水平，国家供水主管部门制定了针对我国国情的城市供水行业技术进步发展规划，为饮用水安全保障技术的发展提供导向性指导；国家设立了饮用水方面的自然基金、重点研发和国家重大科技专项，通过科技攻关带动行业快速发展，推动供水行业的技术达到新的水平。在上述技术规划和重大科研专项的推动下，我国的饮用水安全保障技术得到了快速发展，供水行业不断迈向更高的台阶。目前，我国已经建立了"从源头到龙头"全流程饮用水安全保障技术体系，为保障城市供水安全提供了全面技术支撑。

2.1 供水技术进步规划

2.1.1 2000年供水技术进步规划

20世纪80年代，改革开放使中国的社会经济面貌发生了很大变化，国民经济跃上了一个新台阶；20世纪90年代，是中国经济现代化建设的关键时期，工业快速发展，中国经济开始走向迅速崛起的历史新阶段。这一时期，在"八五"和"九五"时期城市建设的推动下，我国城镇供水事业迎来了"大发展"和"大提高"。然而，当时我国供水行业的发展却呈现出了不平衡的局面。一方面，改革开放以来，我国供水领域开始大规模建设新的工程设施，同时不断通过技术改造巩固并优化原有设施，我国供水领域的自主设计、施工和管理水平大幅提升，涌现出了大量革新成果，培养了大量掌握先进供水技术的优秀人才。同时，行业发展也开始紧跟国际，走向开放包容，开展与国外发达国家供水领域的先进技术交流，引进了大量当时处于国际领先水平的净水工艺和先进机械设备。在一些经济较发达的地区，部分给水厂的工艺已经接近或达到了国际先进水平。另一方面，多数地区的供水技术发展仍然落后，存在供水设施老化、净水工艺落后、设备器材简陋、管理不科学、缺乏运行经验等多方面的问题。面对当时日益严峻的水环境污染和水资源短缺问题，这些地区难以保障高标准、高质量的供水。于是，供水水质和水量稳定性不足、供水安全可靠性差、管网漏损严重、运行成本较高等问题被不断暴露出来，而上述问题的解决，则迫切需要通过技术改造，加速城镇供水行业整体的技术进步。

在以上背景下，为了加快推动供水行业技术发展，进一步推广应用国内外先进供水技术成果，指导企业技术改造，以不断适应国民经济不断发展的需要，1992 年，原建设部组织编制了《城市供水行业 2000 年技术进步发展规划》（以下简称《2000 年规划》）。《2000 年规划》在总结国内生产实践经验的基础上，广泛收集国内外大量资料，经考证核实、系统分析，以"提升供水水质，提高供水安全可靠性，降低能耗，降低药耗，降低漏损"五个方面为主攻方向，在技术改造、工艺设备、运行管理以及自动化等方面，提出需要采取的技术措施和管理手段，并按规模划分城市供水企业类别，提出了我国城市供水行业的技术进步奋斗目标和发展要求。

《2000 年规划》对推动我国城市供水行业技术进步起到了重要的指导作用。1992 年以来，我国供水行业的发展逐步提速，供水能力、供水水质均有显著提升，开发了一系列适宜于我国水源水质特点的净水处理技术，同时水厂管理逐渐走向科学化，具体表现在以下几个方面：

（1）供水能力提升

在《2000 年规划》指导期间，相对于 1998 年，我国城市供水能力由 6605.33 万 m^3/d 提高到 11181.02 万 m^3/d，已有 80% 的城市供水能力大于高日供水量，供求矛盾得到一定缓解；年售水量由 170.04 亿 m^3 提高到 222.49 亿 m^3，基本适应了用水增长需求，人均综合用水单耗已达到发达国家偏高水平；用水人口从 1.29 亿人提高到 1.72 亿人，相应普及率由 90.84% 提高到 95.03%；与此同时，固定资产原值由 160.13 亿元提高到 798.24 亿元。

（2）供水水质提升

根据一项针对全国 66 家自来水公司的典型调查，1999 年管网水 4 项指标（细菌、大肠菌、浊度、余氯）的合格率已提高到 99.49%，国标 35 项指标的合格率已提高到99.78%，超过《2000 年规划》的要求（管网水 4 项指标及国标 26 项指标合格率）。根据调查中提供更具体资料的 28 个自来水公司的数据，1999 年管网水浊度平均为 1.12 NTU，而制定《2000 年规划》时，曾对 30 座地面水厂和 21 座地下水厂的 1990 年管网水作了调查，浊度平均为 1.26 度（当时浊度单位未统一，多数用 mg/L，1mg/L 浊度约相当于 2NTU），说明浊度明显下降。上海、杭州、武汉等水源条件较差的自来水公司也均达到了《2000 年规划》中对一类自来水公司的水质目标要求。

（3）水质管理与监测管理能力提升

按照《2000 年规划》的要求，多地建立了国家级、省级水质监测站，建立了以"两级网三级站"为基础的国家城市供水水质监测网络，实行"企业自检、行业监测和行政监督相结合"的城市供水水质管理制度，为加强城市供水水质安全管理奠定了基础。

（4）净水技术创新

按照《2000 年规划》的要求，各地因地制宜，在工程建设和改造过程中，引进、消化、吸收了国外先进的净水工艺，采用先进设备、仪表和材料，逐渐缩小了与国际同行技术水平的差距。与此同时，开发了适宜于我国国情的处理工艺，生物预处理、臭氧活性炭、高锰酸钾氧化、超滤、微滤等水处理技术的研发均取得了长足的发展，为提升供水水质作出重要贡献。

（5）生产管理科学化

按照《2000 年规划》的要求，大力推广了自动控制技术在水厂生产管理方面的应用；计算机技术在供水企业的管理、水费系统等方面的应用逐渐普及；地理信息系统、管网模拟等也实现了较大发展，城市供水行业逐步向信息化迈进。

总体而言，《2000 年规划》技术内涵丰富，技术价值巨大，可指导全供水行业正确把握技术发展方向，对城市供水系统的工程设计和运行管理具有重要战略意义。

2.1.2　2010 年供水技术进步规划

进入 21 世纪以来，我国城市供水行业发展迎来新的机遇，也面临着更大的挑战。一是水环境污染形势加剧，尤其是工业废水排放、禽畜养殖业污染、农业农药化肥大量使用，造成水源面源污染，城市水源短缺的矛盾更加突出；二是供水水质仍存在一些不安全因素，部分城市水处理设备陈旧、管网问题较多，影响供水水质；管理体制和管理手段落后，致使二次供水水质保障程度低，自建设施供水水质普遍较差；三是我国加入 WTO 后既迎来了发展机遇又面临新的问题：一方面城市供水行业市场化进程明显加快，有利于加快供水设施建设，提高供水管理水平，另一方面供水设施和经营主体多元化，加大了城市供水管理和水质监管的难度；四是贯彻科学发展观为城市供水行业的技术进步提出了更高要求：坚持以人为本，就必须不断提高城市供水水质，保证人民群众的饮水安全，建设和谐社会，就必须统筹城市供水技术进步与全面发展。

根据城市供水行业的新形势和新要求，原建设部在 2005 年组织编制了《城市供水行业 2010 年技术进步发展规划及 2020 年远景目标》（以下简称《2010 年规划》）。《2010 年规划》结合当时我国国情和各地具体条件，参照国际经验和技术发展情况，针对我国城市供水行业现状、存在问题及发展趋势，以保障安全供水、提高供水质量、优化供水成本、改善供水服务为总体目标，提出了技术发展的主攻方向、2010 年要达到的主要目标和 2020

年远景目标。

《2010年规划》是对《2000年规划》的继承和发展，其技术发展定位更宏观，涵盖技术内容更全面，适用范围更广泛。除设市城市外，县城和建制镇也可参照执行；除公共供水以外，还包括二次供水及自备水设施和供水水源。在规划中，还增加了供水设备的优化选择，自动化、信息化，水源保护与保障，突出供水安全事件应对，供水安全管理等技术内容，对供水行业的指导更为系统和全面。自《2010年规划》实施以来，推动了我国供水行业技术水平的进一步提升，取得了良好的成效：

（1）水源保证率提升

对照《2010年规划》的要求，截至2010年，95%的副省级以上城市水源保证率达到95%，96%的其他城市水源保证率达到90%。绝大多数城市水源水质达到Ⅰ～Ⅲ类水质量要求，只有2%的地表水和1%的地下水水源水质未达标。

（2）供水水质进一步提升

在《2010年规划》的指导下，城镇供水水质实现了进一步提升，水质化学和生物稳定性得到进一步保障。以浊度指标为例，根据2010年的一项调查，13%的水厂出厂水浊度可实现低于0.1NTU，23%的水厂出厂水浊度低于0.3NTU，32%的水厂出厂水浊度低于1NTU；对于管网水，39%的管网水浊度低于0.5NTU，58%的管网水浊度低于0.5NTU，3%的管网水浊度高于1NTU。

（3）净水工艺进一步发展

在《2010年规划》的指导下，各地自来水公司针对微污染水源水问题，在净水厂新建和改扩建项目中，根据原水特点优化净水工艺，预处理、深度处理等逐步得到了规模化应用。2018年调查结果显示，地表水源水厂中，25%的水厂采用了预处理工艺，14%的水厂采用了深度处理工艺，10%的水厂共同采用了预处理工艺和深度处理工艺，51%的水厂仅采用了常规处理工艺。

（4）应急响应能力初步建立

按照《2010年规划》的要求，各地初步形成了应急净化处理技术体系，各地方政府以及供水企业也建立了相应的供水应急预案。根据2010年调查结果，有143个供水企业建立了"日常安全管理与应急体系"，占比97%。

（5）供水管理科学化、信息化加强

按照《2010年规划》的要求，多地供水企业在城市供水系统中设置了专门的信息化管理部门，地理信息系统、SCADA系统、管网水力模型、客户服务系统、抄表和营业收费系统、MIS系统等先进信息系统均得到了更为广泛的应用。

虽然《2010年规划》取得的成效显著，但在实施过程中仍存在城市供水管网漏损率、管网服务压力合格率等指标不达标，供水"最后一公里"存在水质安全隐患、应急供水技术与管理有待完善等问题。总体而言，《2010年规划》进一步巩固和发展了城市供水行业技术进步的成果，推动了我国供水行业的全面、协调发展。

2.2 重大科技项目研发进展

2.2.1 国家水专项实施与成效

1. 专项实施概况

水专项是根据《国家中长期科学和技术发展规划纲要（2006—2020 年）》设立的 16 个重大科技专项之一，旨在为中国水污染治理提供强有力的科技支撑。实施水专项对于我国依靠科技创新，促进节能减排，控制水体污染，改善水生态环境，保障饮用水安全，加快生态文明建设具有重要意义。水专项启动时，我国开始施行新版《生活饮用水卫生标准》GB 5749—2006，对供水水质提出了更高的要求。然而，当时我国也面临着水源普遍污染、供水技术落后、安全监管薄弱、应急能力不足等系统性问题，2009 年全国城市供水水质抽查达标率仅为 58.2%。饮用水安全保障缺乏体系化的技术支撑，饮用水水质稳定达标面临巨大挑战。针对我国饮用水安全保障技术难题，水专项设置了"饮用水安全保障技术研究与示范"主题（简称饮用水主题）。饮用水主题作为水专项的六大主题之一，计划用"十一五""十二五""十三五"这三个五年时间，与水专项确定的"控源减排、减负修复、综合调控"三步走策略相呼应，按照"重点突破、系统集成、综合保障"三阶段进行任务部署，针对我国饮用水水源普遍污染、水污染事件频繁发生、供水系统存在安全隐患、饮用水监管体系不健全等突出问题，通过关键技术研发、技术集成和应用示范，构建针对水源保护—净化处理—安全输配全过程的、集水质监控、风险评估、运行管理、应急处置于一体的饮用水安全保障技术、标准和监管体系，为全面提升我国饮用水安全保障能力和促进相关产业发展提供科技支撑。

饮用水主题共设立了 90 余项与饮用水相关的研究课题，组织了全国 300 余家科研、设计、产品、应用单位参加专项研究，数千余名科技工作者投入科技攻关，系统开展了饮用水安全保障的共性技术、适用技术、集成技术的研究与示范，着力突破制约饮用水安全的关键技术瓶颈，通过工程、管理和综合示范应用，科研、管理、产业化平台建设和标准规范制定、人才培养等能力建设，构建了"从源头到龙头"全流程饮用水安全保障技术体系，为持续提升我国饮用水安全保障能力、保障人民群众的饮水安全提供技术支撑。"十一五"期间，研究重点突破了一批成套工艺技术在重点地区的综合示范，以及一批关键共性技术在典型城市的示范，筛选验证了一批适用于典型村镇的经济适用技术，确保示范水厂水质稳定达标，初步建立了饮用水安全保障的技术体系；"十二五"期间，系统集成饮用水安全保障技术体系，构建饮用水安全保障技术工程化、业务化和产业化三类技术平台，支撑重点流域示范区城市饮用水水质全面达标，促进城乡供水一体化发展；"十三五"期间，继续发展和完善饮用水安全保障技术体系，聚焦太湖流域和京津冀地区开展综合示范，全面支撑重点示范区龙头水水质稳定达标，推动供水行业相关技术标准规范的修订，促进技术进步和产业发展，提升我国饮用水安全保障技术支撑能力。

饮用水安全保障技术体系，是面向"从源头到龙头"全流程供水系统，以全过程水质风险防控为重点，以龙头饮用水安全保障为目标的"技术集群"，涵盖多级屏障工程、多级协同管理和材料设备制造三个技术序列，具有丰富的技术内涵。技术体系的发展过程包括建立形成、创新发展与丰富完善三个阶段，经过十几年的科技攻关，截至2020年12月，已突破40余项关键/核心技术，集成10多项成套/组合工艺/整体方案，建成80多个研发平台（基地），建成100余项示范工程，开发了10余台（套）仪器设备。此外，还支撑形成144项标准规范指南修订/制定，其中60项已正式发布实施，内容覆盖"水源—水厂—管网"全流程和"规划—建设—管理"各环节，及时更新并丰富完善了饮用水安全保障技术标准体系。

2. 技术成果进展

（1）"从源头到龙头"的饮用水安全多级屏障工程技术体系

针对我国重点流域和地区面临的水源污染复杂多变的问题，水专项开发了涵盖水源调控、水质净化、管网输配等领域的30余项关键技术，发展和丰富了"从源头到龙头"的饮用水安全多级屏障工程技术及其组合工艺，形成成套技术10余项，技术就绪度总体上提高到6~9级，解决了长期困扰我国重点发展区域城市饮用水稳定达标的技术难题。

1）水源保护与修复技术

在水专项实施以前，我国在水源保护方面存在诸多问题，除了管理策略的相对落后，水源保护与修复技术多侧重点源污染，对于面源、内源污染的产生机理、迁移转化规律、关键区域识别等缺乏深入研究，难以掌握水源地污染物输入负荷，进而无法制定和采取有效的控制策略。针对上述技术难题，水专项在"十一五"和"十二五"期间，深入开展了水源中特征污染物种类、风险及其转化机制研究，突破了水源地水质改善、生态修复及强化净化技术，开发出了受污染河网型水源生态修复技术、引黄水源水质调控组合技术、潮汐河流水源地抑咸避咸优化调度技术、分散式水源地污染控制技术等水源地保护与修复关键技术。上述关键技术经优化在多地的水源保护区设计、建设中获得应用，实现了工程示范，例如，水专项在嘉兴市建设了全国最大规模的石臼漾水厂水源生物—生态修复湿地示范工程（核心净化区109万 m^2：包含生物预处理区、湿地根孔净化区、深度净化区），实现了湿地出水主要水质指标提高1个类别的目标，并为石臼漾水厂25万 m^3/d 的达标供水提供了保障。

2）水质净化处理技术

水厂水质净化技术是饮用水水质安全保障体系的核心，其主要目标是通过各单元的处理形成饮用水水质的多级屏障。虽然在具体的技术运用上已经发生了很多的变革，但沿用了100余年的混凝、沉淀、过滤、消毒等传统处理工艺依然是我国净水工艺的主流。而传统处理工艺难以有效去除氨氮、COD_{Mn}、微量毒害有机物、病原性原虫等污染物，难以有效解决水源污染与水质标准提高之间的矛盾，更是难以应对突发性水污染事件。为此，水专项研究了饮用水系统中有毒有害污染物的迁移转化机制及风险识别，研究了特征污染物的高效去除与有毒有害污染物的控制机理，探究了基于水源水质时空差异的饮用水安全保障的战略对策。基于上述基础性研究成果，水专项开展了包括预处理、强化常规处理和深度处理在内的一系列关键技术研发并实现了应用示范，指导了水厂的技术改造或新建工程。

在原水预处理和强化常规处理方面，水专项开发了氨氮污水原水高速曝气生物滤池预处理技术、高藻和高氨氮原水预氧化—曝气生物滤池预处理技术、高藻和低温低浊原水强化常规处理技术、冲击性污水原水强化处理技术等。例如，针对太湖水源水质特征，研究应用了预臭氧化与生物预处理耦合技术，使得无锡市南泉水源厂来水经中桥水厂多级屏障处理后，有机物含量大幅降低，水质大大提高，出厂水水质指标完全符合我国最新生活饮用水卫生标准，该示范工程彻底解决了多年来盛夏季节困扰无锡市饮用水的藻嗅等水质问题。

在深度处理工艺方面，水专项开发了上向流微膨胀床强化深度处理技术、臭氧活性炭深度处理工艺溴酸盐控制技术、寒冷地区臭氧与过氧化氢联用深度处理技术、高藻和低温低浊原水超滤膜处理工艺及安全运行技术、季节性臭味原水炭滤—超滤短流程深度处理工艺等多项关键技术，实现了我国深度处理工艺新的突破。上述技术经优化在全国多地实现了工程示范，有效提升了该地区的供水水质。例如，上向流微膨胀活性炭滤床与后置砂滤池组合技术分别在鹊华水厂 20 万 m^3/d 臭氧活性炭改造示范工程、嘉兴贯泾港水厂 15 万 m^3/d 臭氧活性炭改造示范工程中得到应用，为出水水质的生物安全性提供了保障。炭滤—超滤短流程深度处理工艺在深圳沙头角水厂工程升级改造中得到应用，改造后的工艺对浊度、有机物、微生物等指标具有良好的去除效果，基本上解决了饮用水臭味问题和微型动物泄漏问题。

地下水是我国北方地区的重要饮用水水源，然而地下水源经常受到砷、铁、锰、氟等特殊污染物的污染。对此，水专项开发了一系列针对地下水特殊污染物的关键技术并形成了工程示范，其中，关键技术包括铁锰复合氧化物吸附除砷技术、硫酸铁改性活性氧化铝吸附除氟技术、跌水曝气—生物过滤技术等。以强制曝气—生物过滤技术为例，该技术在哈尔滨松北前进水厂、沈阳第九水厂等水厂进行了示范应用，松北前进水厂在完成工艺改造后，可保证铁、锰及氨氮含量分别控制在 0.1mg/L、0.05mg/L 和 0.2mg/L 以下。

3）管网输配技术

输配水管网是城镇供水系统的重要组成部分，直接与用户发生联系。输配水管网本身是一个庞大、高度复杂的系统，从水质角度来讲，是一个巨大的管式反应器，其自身没有净化处理能力。水进入供水管网后，会发生复杂的物理、化学和微生物反应，造成水质下降。因此，保持输配水管网水质是目前保障龙头水水质的一个薄弱环节。对此，水专项针对我国城市供水管网陈旧、整体管理水平低、难以适应水源频繁切换条件等问题，开展了管网水质稳定性和优化管理研究，开发了城市群协同供水及联合调控技术、针对水源切换的管网黄水预测和控制技术、基于实时模型的大型城市供水管网运行调度技术等一系列管网输配关键技术并实现了工程应用。例如，在丹江口水源区建立了管网水质稳定性中试基地，研究不同水源对不同管垢类型的水质影响，突破了控制管壁腐蚀产物释放的关键技术，有效地解决了从河北调水入京后供水管网出现的大面积"黄水"问题。相关课题成果在广州市实施大规模的西江水源置换（242万 m³/d）和保持管网水质稳定性过程中发挥了重要的技术支撑作用。

4）饮用水安全多级屏障技术集成与示范

复杂多变的水质问题往往难以用单一的净水技术解决，需要针对水源特征，通过技术集成形成饮用水安全多级屏障工程技术体系。针对我国潮汐影响水源、特殊污染物污染地下水源、南水北调受水区、北方寒冷地区、季节性重污染水源等饮用水安全的代表性重大关键共性科技问题，水专项围绕水源保护与修复、净水处理工艺和管网安全输配方面的核心问题，构建了具有区域特色的饮用水安全保障共性技术体系，为类似区域城市的饮用水安全保障提供了更有针对性的技术支撑。水专项在"十一五"和"十二五"期间完成的典型饮用水安全保障技术集成与示范项目有太湖流域饮用水安全保障技术集成与应用示范、黄河下游地区饮用水安全保障技术集成与应用示范、珠江下游地区饮用水安全保障技术集成与应用示范等。上述项目通过系列关键技术研究、系统集成和工程示范，有效提升了示范区域的饮用水安全保障能力，产生了巨大的经济、社会和环境效益。

（2）"从中央到地方"的多层级饮用水安全保障监管技术体系

针对我国饮用水安全的日常管理、监督管理和应急管理需求，水专项突破了饮用水全过程监管的科学化、规范化技术难题，构建了"从中央到地方"的多级协同管理技术序列，包括突破水质检测技术标准化、应急净化处理、水质风险评估等10余项关键技术，形成了水质监测预警、水质标准制定、供水应急救援、供水安全监管等4项成套技术，支撑了"水十条"要求"从水源地到水龙头全过程监管饮用水安全"的全面落实，提高了我国饮用水安全监管的业务水平。

1）水质监测技术

水质监测是饮用水安全保障的基础性工作。在供水水质监测技术方面，发达国家在水环境监测分析方法上已经形成了系列化，如美国 EPA500 系列饮用水中有机物分析方法等。我国则长期依靠国外的水质检测方法、检测仪器设备和材料，饮用水水质监测技术水平还比较低，应急监测方面开展的研究不多，饮用水水源污染物检测标准物质研制技术落后。针对上述问题，水专项围绕实验室检测技术、水质在线检测技术和在线应急监测技术三方面，重点开发了与饮用水全流程水质监管相适应的标准方法、开发了公众高度关注的新兴污染物的标准检验方法、建立了可扩展的污染物定性与定量筛查方法体系、开发了"从源头到龙头"的水质风险评估方法、建立了在线监测技术规范，并实现了城市供水全流程监测技术集成与优化。项目成果完善并丰富了全国城镇供水水质监测"两级网三级站"体系，提升了国家、省、市三级网络整体的水质监测能力。

2）水质预警应急技术

在突发性污染事故的预警和应急处理方面，由于我国在工业布局上存在问题，因此导致突发性水污染事件频发。相对于先进国家，我国在饮用水监控预警方面存在严重不足，现有的水质预警技术并未与应急预案相联动，也缺乏水质预警信息化建设方面的研究。在应急处理技术方面，由于发达国家突发性污染事故不多见，国际上并没有具体的突发污染物处理工艺和工艺参数，难以指导我国饮用水突发污染事件的应急处置。

针对水质监测预警系统不完善的问题，水专项开展了适宜于重点地区和典型城市的水质监测预警技术研究、开发及平台构建，开发了在线监测信息采集与传输技术、应急监测数据采集与传输技术、国家/省/市三级水质监控中心网络通信平台构建技术、水质信息管理系统及可视化技术等关键技术。以上述关键技术为核心，水专项集成了污染物快速筛选及应急监测技术、督查的现场快速检测技术、水厂应急净水关键技术、应急净水材料设备储备信息、城市供水应急案例库等信息支持资源，以及水质监测网络、数据处理中心、专业技术队伍等平台实体和现代 IT 技术、物联网技术等应用技术，构建了国家/省/市三级"城市供水水质监测预警系统技术平台"。总体上，该平台可以覆盖全国城镇，能够支撑从中央到地方各级政府的城镇供水水质安全日常监管和应急处理工作。目前，住房和城乡建设部城市供水水质监测中心建成的国家级城市供水水质监测预警系统技术平台，实现了对国家城市供水水质监测网国家站所在 41 个城市供水水质信息的远程上报和信息化管理。山东省/济南市的"城市供水水质监测预警系统技术平台"，通过全流程水质监测信息网络化采集系统、多源异构水质信息管理系统等平台，集成在线监测预警和历史动态分析等多种预警方式，实现了"从源头到龙头"浑浊度、氨氮、COD_{Mn}、生物毒性、综合毒性、蓝藻、绿藻等 13 种污染物（指标）的水质预警，实现了与水质安全管理业务工作的高度融合。

在饮用水突发污染事件的应急保障方面，水专项首先针对我国供水行业的特点开发了饮用水中污染物的快速筛查方法和现场快速检测方法，为应急事件的处理打下了基础。接下来，针对不同污染物的基本性质，结合自来水厂的实施条件，建立了针对性的饮用水应急净化处理技术、开发了"移动式应急处理导试水厂"、开展了城市供水应急预案研究与示范。其中，开发的饮用水应急净化处理技术包括应对可吸附污染物的应急吸附技术、应对金属和类金属污染物的化学沉淀技术、应对挥发性污染物的曝气吹脱技术、应对微污染物的强化消毒技术、应对藻类暴发引起水质恶化的综合应急处理技术等。在水专项实施期间，上述成果成功应对了 40 多起突发水源污染事件并在其他灾害事故中提供了强有力的技术支撑。项目成果在北京、天津、广州、无锡等城市建设了大型应急处理示范工程。应急投加"高锰酸钾和粉末活性炭组合工艺"应对太湖藻类及其臭味物质技术在 100 万 m^3/d 的无锡南泉水源厂示范工程中应用，有效提升了该地区饮用水突发污染事件的应急处置能力。同时，项目根据国内外大量的城市政府及企业应急预案形成了《城市供水突发应急预案编制指南》，为全国各地的城市供水突发事件应急预案提供了技术支持。

3）饮用水安全管理技术

饮用水安全管理技术包含了水源地管理、水质风险评价、安全风险管理、行业绩效评估、饮用水安全督查等诸多方面的技术。相对于发达国家，我国饮用水安全管理技术研究起步较晚，存在城市水质风险问题不明确、供水管理体系不完善等问题。对此，水专项全面开展了水源地保护区划分、水质调查和风险评价、水质标准制定、供水系统风险管理和供水绩效评估管理等研究，初步形成了与国际接轨的饮用水安全管理技术体系。

针对水源地管理，构建了"从污染源解析、污染源风险评估、高风险区域识别到保护区确定"的保护区划分技术体系。研究成果在福建省晋江流域河流型水源地、贵阳市"两湖一库"湖库型水源地和宁夏吴忠金积地下水型水源地进行了工程示范，为我国水源地管理的科学化和规范化提供了技术支撑。

针对水质调查与风险评价，水专项结合我国实际情况，在对全国 667 个城市 4457 个水厂的原水、出厂水、管网水进行普查的基础上，结合重点流域 20 余个城市 100 多个水厂的原水和出厂水的 200 项水质指标的调查，明确了当前典型水质问题，建立了饮用水水质风险评价方法。研究成果支撑了《生活饮用水卫生标准》GB 5749—2006、《城镇供水水质标准检验方法》CJ/T 141—2018、《城镇供水设施建设与改造技术指南》等 144 项关键国家和行业标准、规范、指南的修订/制定，其中 57 项已正式发布实施。

针对城市供水系统安全评估，水专项依据我国城市供水系统的特点，以运行风险为评估范围，构建了城市供水系统风险评估体系，并在此基础上，编制了《城市供水安全管理技术指南》和《城镇供水系统全过程水质管控技术规程》。

水质督察是各级政府城市供水主管部门加强水质监管的重要手段，为此，水专项开发了一系列水质督察技术方法，为实现水质督察技术的流程规范化、评价合理化、检测标准化和考核程序化，构建了适合于我国水质监管工作特点的城市供水水质督察技术体系。

针对城市供水绩效评估管理，水专项依据政府、行业监管和企业的实际需求，开展了供水行业的基础数据、绩效评估方法、绩效数据采集与校核和绩效管理体系的研究，建立了涵盖 6 类评价领域 24 个绩效的绩效指标体系，定义了 49 个指标变量及其数据采集、校核方法，为供水企业的运营管理、政府主管部门的监督管理提供了可量化的管理和考核依据。

（3）"从书架到货架"的材料设备制造技术体系

近年来，我国在饮用水工艺、技术研发上的投入逐年加大，行业整体的技术水平有了很大提高，但在产品研发上的投入力度较小，导致产业化进程缓慢，关键材料设备国产化程度低。针对我国供水行业部分关键设备与材料存在技术落后、市场竞争力弱、长期依赖进口等问题，水专项围绕新型净水材料、仪器设备及集成装备展开了技术攻关，研发了一批具有自主知识产权的水质监测和供水用关键材料和设备，产品应用场景覆盖供水全流程的各主要环节，加速了饮用水关键材料设备的产业化进程。

1）供水水质监测/检测与设备

当前，我国城市供水水质检测机构的国产化装备水平总体不高，与《生活饮用水卫生标准》GB 5749—2006 中的水质指标监测能力建设要求还有较大差距。水质监测材料设备市场供应不足及国产化水平低下，严重阻碍了监测技术的发展和监测能力的提升，也制约了监测技术方法的普及和推广。对此，水专项开展了对水质监测相关材料设备制备技术的研发和集成应用，突破了供水水质检测用标准物质的合成、提纯等关键难题，研发了台式和在线颗粒物计数仪、智能化多参数水质在线监测仪、免化学试剂水质在线监测仪、基于发光菌的生物毒性监测设备、车载式 GC-MS 和 ICP-MS 等，填补了国内多项空白。上述材料设备在水专项实施期间均得到了示范应用，部分材料设备已经量产并投入生产使用。例如，研发的颗粒物计数仪已有 300 多台在水厂及科研单位中使用；在线综合毒性检测仪在地表水、自来水厂水源取水口等地已有 50 多台的实际应用。

2）供水关键材料与设备

国内对饮用水处理工艺的研究虽然积累了一定经验，但是还缺乏技术的设备化和产品化平台和手段，科技成果转化率低。对此，水专项结合供水行业的设备材料研发基础，以市场需求为导向，通过"产学研联盟"平台，集成多项饮用水处理关键技术，开展了饮用水领域内臭氧活性炭深度处理工艺关键设备、膜材料与设备、漏损预警检测设备、二次供水设备等重点设备的研发和产业化示范。水专项突破了大型臭氧发生器放电管、中频电源、中高频变压器、新型 PVC、PCDF 超滤膜、紫外线反应器等设备材料设计制造核心关键技术，建成了臭氧发生器、超滤膜组件及其装备等十余个产业化基地。其中，国产超滤膜组件已在我国膜法净水厂中占据主导地位，已产业化推广规模达 1300 万 t/d 以上，价格同比降低 30%，市场占有率超过 70%；大型臭氧发生器系列设备（20 ~ 80kg/h）国产化率达 90% 以上，价格降低 30% ~ 50%，逐步替代了国外品牌，市场占有率已达到 60%。同时，水专项形成了《水处理用臭氧发生器技术要求》《饮用水处理用膜工艺运行维护管理指南》《城镇给水排水紫外消毒设备》等一系列饮用水材料与设备标准、规范、导则，科学合理引导供水设备及材料产业的有序发展。

3. 专项实施效益

水专项是重大科技工程，也是重要民生工程，必须服务于国家重大战略，关注民众诉求，惠及民生福祉。饮用水安全保障技术体系的建立，整体提升了我国饮用水安全保障的创新力、支撑力和引领力，为国家饮用水安全保障战略实施和规划建设管理提供了成体系、可持续的技术支撑。通过示范应用，显著改善了以北京、上海、深圳等国际大都市为代表的京津冀、环太湖、粤港澳综合示范区的饮用水质量，直接受益人口超过 1 亿人，惠及人口超过 5 亿人。

在京津冀示范区，系统优化南水北调受水区的多水源配置、供水设施布局和净水技术工艺，有效化解了水源切换后供水管网大面积出现"黄水"的风险，保障了首都的供水安全；为郑州、济南、东营等黄河下游重点城市合理配置黄河水、长江水和当地水资源，优选净水工艺提供了重要支撑；并在雄安新区积极探索未来城市水系统的构建模式和现代化标准。

在太湖流域示范区，形成了针对太湖水、江河水、河网水三类水源特征的整体解决方案，通过技术验证和工程示范，显著提升了环太湖地区的饮用水质量，彻底解决了长期困扰上海市的饮用水嗅味问题，有效避免了无锡市因蓝藻暴发可能造成的大面积停水危机，攻克了嘉兴市因取用高氨氮高有机物污染河网原水在低温期的水质稳定达标难题。

在粤港澳大湾区，针对珠江下游地区水源污染、咸潮上溯以及湿热气候条件下深度处理工艺生物安全性等问题，开展了适应性技术研究和工程示范，为广州、深圳、珠海、东莞等城市供水安全保障提供了技术支撑，深圳市盐田区实现了 23 万人自来水直饮。粤港澳大湾区"共饮一江水",澳门、香港也间接受益。

在农村供水方面,针对不同区域农村聚集度差异大的特点,提出并示范了农村饮用水安全保障的两种模式:对于人口密度高的地区以城乡统筹供水为主,把城镇供水管网延伸到农村;对于人口密度低的地区推行一体化装备,通过专业化服务提升农村供水的安全保障能力。目前,江苏、浙江两省城乡统筹供水已经普及,一体化设备也在海南澄迈、重庆云阳等县得到规模化推广应用。

在国际合作方面,我国自主研发的部分技术和设备产品已经在"一带一路"沿线的斯里兰卡、柬埔寨、缅甸、孟加拉国、尼泊尔等国家推广应用,取得了较好的国际影响力。中德政府间科技合作项目在提升水厂及管网运行效能方面取得了重要进展。

水专项构建的饮用水安全保障技术体系及其系列成果,促进了饮用水安全保障技术和能力整体提升。通过引领带动,全国饮用水水质显著改善,全国城市供水水质抽查达标率(由 2009 年的 58.2%)提高到了 96% 以上,农村的饮用水状况也有明显改善,为让"老百姓喝上放心水"作出重要贡献。

2.2.2　国家其他科技研发计划与成效

1. 国家自然科学基金饮用水安全保障技术研发进展

国家自然科学基金是我国为推动自然科学基础研究的发展,促进基础学科建设,发现、培养优秀科技人才而设立的国家级资助基金,是支持我国基础研究最主要的渠道之一。对于饮用水技术领域,国家自然科学基金资助项目侧重于饮用水安全保障基础理论和应用基础等方面的研究。2009—2018 年期间,国家自然科学基金在给水排水研究方面共资助 400 余项,主要开展水源水污染物识别、微污染水源水净化机制解析、净水工艺优化运行理论与控制、饮用水输配过程中水质转化机制等方面的研究。其中资助重点项目 2 项,国际(地区)合作与交流项目 11 项,专项基金项目 1 项,优秀青年科学基金项目 3 项。

2009—2012 年期间主要针对高效净水材料研发、净水工艺对污染物去除机制等方面开展研究,并逐步开始关注消毒工艺中产生的消毒副产物,初步开展消毒副产物生成机制与控制机理研究。另外,2009 年城市供水管网突发性事故应急处理/管理系统项目,开发了由水力计算、测点布置、状态模拟、水质模拟和包含事故分析在内的运营信息管理等模块组成的供水管网突发性事故应急集成管理软件,可结合 SCADA 系统的实时信息,初步实现管网运行状态与水质分布的实时模拟。

2013 年左右开始,研究方向逐步向新兴污染物毒理效应和控制、膜工艺优化等倾斜。如建立和完善了典型药品和个人护理用品(PPCPs)的痕量检测方法,天津水源水中检测出种类繁多的 PPCPs,主要为抗生素类,城市饮用水安全受到严重威胁,研究发现 PPCPs 浓度的空间变化呈指数型衰减。更加关注管网沉积物的存在对管网稳定性、水质二次污染的影响机制。意识到饮用水安全应急管理的重要性。

重大及重点项目研究方向的改变,也说明经过十几年的国家自然科学基金项目的研究,在饮用水水源污染控制、工艺优化、消毒副产物产生机制及病原微生物控制等方面已开展了较深入的研究，并逐步转向饮用水复合污染过程及控制、可持续城市水系统、供水安全及水资源再生技术等方面的研究。

2. 国家重点研发计划饮用水安全保障科技研发进展

国家重点基础研究发展计划（"973"计划）、国家高技术研究发展计划（"863"计划）、国家科技支撑计划、国家重点研发计划，更侧重于解决实际的饮用水安全保障存在的问题。例如，国家"863"项目"给水管网水质稳定性控制技术研究与应用"（2007—2009）、"给水管网化学稳定特性研究与控制技术"（2010—2012）主要针对管网水质稳定性影响因素及控制技术开展研究。国家科技支撑项目"农村安全供水消毒技术与装置开发"（2007—2010）、国家科技支撑计划重点项目"农村安全供水集成技术研究与示范"的课题（2007—2009），主要针对农村不同供水类型、不同供水规模等问题，开展适用技术、装置的初步研究。总之，包括城乡统筹区域供水模式、农村饮用水安全保障技术与成套装备、基于新材料的净水工艺、供水管网漏损控制等方向的研究都是国家重点研发计划的主要方向，该计划还通过大量的示范工程对研发的成果大规模推广应用。

"十一五"以来，"973"计划、"863"计划、国家科技支撑计划、国家重点研发计划在饮用水安全保障领域的成果陆续产出，充分发挥了科技项目对饮用水健康安全的支撑和引领作用，为大城市及村镇供水安全提供了重要的理论和装备研发支持。

2.3　国际科技发展动态与前沿

随着人口增长和环境污染的日益严峻，水源污染、淡水资源短缺已经成为全球性问题。根据达沃斯世界经济论坛 2018 年发布的《全球风险报告》，水危机在风险影响程度上已经超越了网络攻击、非自愿移民以及传染病，被列为世界第五大最具影响力的危机问题，成为影响人群健康、可持续发展和社会稳定的重要风险因素。在此背景下，联合国将水治理上升到了全球层面，并在 2015 年将水治理纳入到了《2030 年可持续发展议程》，增强了获得安全饮用水的普适性要求，保护水资源、呵护水生态已经成为世界各国共同关注的问题。对于保障饮用水安全而言，发展创新饮用水科技始终至关重要。在近几年的国际水协会（IWA）水大会上，数字水务、可持续发展、水处理技术创新、水资源管理和水务政策等问题被频繁地提及和研讨。当前，饮用水科技创新领域的研究热点包括：新兴污染物识别与控制、饮用水综合健康风险评估、非常规水源的开发利用技术、融合前沿科技的绿色低耗水质净化工艺、智能化供水系统以及基于自然的水资源解决方案等。全球饮用水科技正朝着智能高效和绿色低耗的方向不断发展，进而推动着供水行业的巨大变革。

2.3.1　国际饮用水科技前沿热点

1. 新兴污染物识别与控制

早在 2003 年，新兴污染物（ECs）的概念第一次被提出，该类污染物能够对人类健康和生态环境产生潜在或实质性危害，但因暴露水平常为痕量级，所以其危害在近期才被发现和关注。ECs 未必是新的化学品，它们可能已经长期暴露于环境介质中。近年来，随着分析检测技术的进步，越来越多的化学品被列为 ECs；在水源水环境中，内分泌干扰物（EDCs）、药品和个人护理用品（PPCPs）、新兴消毒副产物、全氟化合物（PFCs）和微塑料等几类污染物被检出的报道日益增多，受到了社会的极大关注。图 2-1 为近 30 年关于 ECs 的科研论文发表情况。从统计数据中可以看出，虽然 ECs 的概念已经提出近 20 年，但针对 ECs 的环境行为、风险及其污染防治技术的研究仍是近年来环境研究领域的热点。

目前，世界各国对化学品的管控都提出了更高的要求，欧美一些国家已经为部分 ECs 制定了相关的环境标准。例如，欧盟提出的水框架指令（Water Framework Directive，WFD）已经将一些 PPCPs、EDCs 和 PFOS 列入淡水中优先控制的污染物清单，并为其制定了相应的排放标准。同样地，美国环境保护署（USEPA）所指定的优先控制污染物清单中，也出现了多氯联苯（PCBs）、邻苯二甲酸酯类（PAEs）等 ECs。特别地，在 2019 年，USEPA 更是出台了针对全氟烷基物质和多氟烷基物质（PFAS）的行动方案，旨在推动其安全饮用水法案（Safe Drinking Water Act，SDWA）中对全氟辛烷磺酸（PFOS）和全氟辛酸（PFOA）排放限值的制定，并实现对该类污染物的有效监管。

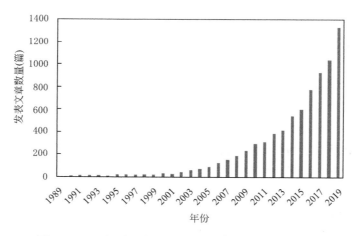

图 2-1　ECs 相关文章发表情况（来源数据库：Scopus）

（1）新兴污染物的种类

在各类 ECs 中，PPCPs、EDCs 和 PFCs 被关注较多。在 PPCPs 中，药物类污染物的占比十分大，它们包括抗生素、消炎止痛药、避孕药、显影剂和人工合成麝香等。经常在饮用水中发现的药物有阿替洛尔、卡马西平、萘普生、磺胺甲噁唑、甲氧苄啶和布洛芬等。由于药物的长期低水平暴露对人类健康的影响尚不明确，因此，饮用水中的药物存赋问题引起了科学界的特别关注。EDCs 类污染物是能够改变人类或动物正常内分泌功能的外源性物质。同样地，由于当前研究条件的限制，科学界尚未充分阐明接触 EDCs 对人类健康所产生的影响。有研究指出，暴露水平在 ng/L 或更低浓度的 EDCs 就可能会对人类健康产生负面效应，这使得饮用水中的 EDCs 成为业界关注的重要问题。PFCs 中应用最为广泛的就是 PFOS 和 PFOA，它们的化学性质十分稳定并具有生物累积性和毒性。目前，地表水、地下水和自来水中都有 PFCs 被检出的报道。根据现有研究，饮用水中 PFCs 所造成的健康风险有限，但其在水中的长期暴露仍然引起了各界的广泛担忧。

近些年，一些新的或刚被关注的化学品也被纳入了 ECs 的范畴，比如水处理过程中产生的新兴消毒副产物和微塑料等。自 20 世纪 70 年代消毒副产物（DBPs）的问题被首次提出，至今饮用水中可检测到的 DBPs 已经达到 700 多种，然而，这些已知的 DBPs 却只是冰山一角。因此，对新兴的 DBPs 的表征仍然是研究领域的重要命题。一些新兴的 DBPs，如卤代酪氨酰、卤代硝基甲烷、卤代丙烷、卤代苯醌和亚硝胺类 DBPs 等，已经被证实具有生物毒性，其中亚硝胺类和碘代 DBPs 一般毒性更高。自 2014 年知名期刊《Nature》连续两期报道了海洋微塑料的污染问题后，针对微塑料颗粒污染的研究也成为近些年广受关注的热点。微塑料的尺寸一般小于 5mm，其中粒径在 1 ~ 100 nm 的微塑料又被叫做纳米级微塑料。而近几年的研究则表明，除了海洋环境，微塑料也广泛存在于湖泊、河流等淡水水体及处理过的饮用水中，威胁着饮用水安全。目前，一些欧美发达国家和 WHO 等国际组织都纷纷开始了针对饮用水环境中微塑料污染的有关研究。然而，微塑料的检测方法目前尚未形成标准，其环境行为和健康风险都有待进一步探究。

除了化学品，新兴的病原微生物，例如耐氯或抗紫外的病毒和原生动物、具有抗生素耐药性的细菌等，极大地威胁着供水安全，也被纳入了新兴污染物的研究范畴。一般认为，供水管网中 95% 的微生物都附着在管壁生物膜上生长，这种附着生长同时也为耐氯微生物的产生创造了有利条件。军团菌、分枝杆菌和铜绿色假单胞杆菌等常见耐氯菌同时也是致病菌，其进入供水系统可能会导致介水传染病的爆发。同时，一些新的耐氯细菌也在不断被发现，如近些年报道的烂泥假单胞菌和鞘氨醇单胞菌 TS001 等。另外，一些病毒，如肠病毒中的柯萨奇病毒 B5，也被发现具有较强的耐氯性。如前所述，抗生素除了本身属于一类 ECs，其大量使用还造成了抗生素抗性细菌和抗性基因的产生。水环境中的细菌在抗生素的选择压力下逐渐获得耐药性，其抗性基因可以发生垂直或水平转移使得抗性不断扩散，甚至可导致多重耐药菌的出现，对人类健康和生态安全造成极大威胁。2006年，抗生素抗性基因作为一类 ECs 被首次提出。至今，国内外供水系统中抗生素抗性细菌和抗性基因被检出的报道频发，对现有净水工艺形成了新的挑战。

（2）新兴污染物的识别和检测

ECs 的检测技术，特别是对 ECs 转化产物以及非目标性未知污染物的检测，始终是行业关注的重要问题。天然水体中的 ECs 检出浓度一般仅在 ng/L ~ μg/L 范围，因此一般在分析时需要对水样进行前处理，以在一定程度上分离纯化和富集待测组分。液液萃取（LLE）和固相萃取（SPE）是最常见和传统的水样前处理手段。随着分析检测技术的进步，以及环境样品复杂化背景下对前处理提出的高选择性、高回收率和低溶剂使用量的要求，近些年涌现出了多种新型前处理手段。固相微萃取（SPME）最早于 20 世纪 90 年代被提出，该技术高效、简单、快速且无溶剂，当与色谱联用时，可以将采样、萃取、富集、进样整合于一体。SPME 目前已经有了搅拌棒吸附萃取、填充剂吸附萃取、薄膜固相微萃取、毛细管微萃取和纤维固相微萃取等多种形式。SPME 在饮用水中抗生素、激素、农药和阻燃剂等多种 ECs 的分析中都得到了成功应用。同样，在 LLE 基础上还发展起了液相微萃取（LPME）。LPME 于 1996 年被引入，相对于传统 LLE，LPME 具备更强的预浓缩能力和更短的提取时间，且溶剂消耗低、操作简单。LPME 至今已经发展出了超声辅助乳化液液微萃取、单滴液相微萃取、分散液液微萃取和中空纤维液液微萃取等多种技术。目前，LPME 已被逐渐用于水中农药、消毒副产物、药物的检测。

在分离复杂基质并富集样品后，可开始对 ECs 进行识别与表征。ECs 的检测目前主要基于气相色谱（GC）、液相色谱（LC）以及质谱（MS）。近年来，采用 LC-MS/MS 分析 ECs 的报道日益增多。为提高复杂样品中对 ECs 目标组分的分离，最近开始有研究者采用多维色谱技术，如二维 GC 系统（GC×GC）。MS 方面，高分辨率质谱（HRMS）和质谱数据库的发展则为 ECs 及其转化产物的识别提供了重要的技术基础。HRMS 具有高分辨率、高精确度和高全扫灵敏度的特点，可实现对未知污染物的鉴别。常见的 HRMS 仪有飞行时间质谱仪（TOF）、离子阱以及混合系统如四级杆/TOF、线性离子阱/静电场轨道阱和四级杆/静电场轨道阱质谱仪等。色谱与 HRMS 联用的技术已经被越来越广泛地用于非目标 ECs 的筛选和目标 ECs 的定量分析。为了更准确地鉴别未知污染物，一些辅助技术也开始与色谱-HRMS 系统结合，如核磁共振（NMR）和傅里叶红外（FTIR）等技术。另外，值得一提的是，新的 MS 分析技术在近些年仍在不断涌现，特别是最新的离子淌度质谱和前体离子排斥分析法，前者为 ECs 检测提供了新的分析维度（化合物的横截面信息等），后者则可驱动质谱识别丰度较小的未知化合物峰。基于色谱—质谱联用的方法虽然能获得比较理想的检测结果，但所使用的分析仪器一般较为昂贵，同时样品预处理过程也较为复杂。为此，荧光光谱法、免疫分析法、表面增强拉曼光谱法和电化学传感器等手段在近些年得以快速发展，为水中 ECs 的快速检测提供了新思路。

以上所述检测方法一般都针对水中的化学品 ECs 检测，而对于新兴的微生物污染的鉴定和检测，则尤其依靠现代生物技术手段。目前，在生化水平、基因水平和蛋白质水平上都发展出了许多微生物检测新技术，如基于生化反应所开发的 VITEK®2Compact 全自动微生物鉴定系统，基于基因水平的 PCR 技术、高通量测序、宏基因组学和宏转录组学等手段，同时还有基于蛋白质水平的基质辅助激光解吸电离飞行时间质谱（MALDI-TOF MS）技术等。

值得注意的是，虽然 ECs 在天然水体中的暴露浓度较低，但该类物质普遍具有理化性质稳定且可在生物体中积累的特点，其潜在的生物风险不可忽视。近些年，针对 ECs 毒性的检测技术也逐渐发展起来。一般针对化学品的毒性检测，根据测试原理，可将表征指标分为个体水平、细胞水平和分子水平三类。个体水平指标有半数致死浓度（LC50）和致畸率等。细胞水平上有发亮度、细胞活力和电流强度等表征指标，测试手段则有相应的发光细菌毒性试验法、细胞活性电化学检测法等。分子水平指标一般表征了蛋白质、DNA 等生物大分子的变化，最典型的如微核率/染色体畸变度，其检测方法有 Ames 试验、彗星试验和生物芯片技术等。一般生物毒性检测对实验条件要求较高，且检测时间长、操作比较复杂。因此，目前污染物毒性检测的一个主要发展方向就是开发快速在线毒性检测设备，从而实现毒性检测的便携化、提高测试效率，其中，开发以菌类为受试生物的电化学传感器在该领域受到了重点关注。

（3）新兴污染物的控制

近些年，针对饮用水环境中 ECs 控制技术的报道也日益增多，这些技术包括化学／高级氧化、颗粒活性炭（GAC）或粉末活性炭（PAC）吸附以及膜技术等。高级氧化技术采用具有强氧化性的自由基来降解 ECs 并被认为是去除 ECs 最有希望的技术策略。然而，高级氧化工艺也可能在降解 ECs 时产生具有健康风险的未知产物。臭氧化、光化学氧化、光催化和 Fenton 等多种高级氧化技术已被用于去除饮用水中的 ECs。同时，研究者还在探索电化学氧化、基于硫酸根自由基的高级氧化和基于新型纳米材料的高级氧化等新技术用于 ECs 降解的可行性。对于吸附工艺而言，以活性炭为代表的碳基材料是最为常用的吸附剂。供水技术中常用的 GAC 和 PAC 都是出色的吸附剂，可以有效去除多种 ECs，但其一般只对疏水性、低分子量和不带电荷的化合物具有更高的选择性。为了提高活性炭的吸附能力，有学者开始对活性炭进行改性，如涂覆二氧化钛等。同时，新的碳基吸附材料也在不断被开发和应用，如碳纳米管等。膜分离技术，包括正渗透、反渗透、纳滤膜和超滤膜等技术，已被证实能有效处理多种 ECs。近些年，新材料技术，特别是纳米材料发展迅速，这也推动着新型水处理功能膜的开发，更为饮用水中 ECs 的去除提供了新的技术选择。研究者将新型纳米材料用以修饰膜，从而改善膜通量、实现疏水性调节并提高膜的选择性和防污能力。目前，用于膜改性的纳米材料有碳纳米管、石墨烯、氮化碳和碳量子点等。

值得注意的是，对于 ECs 控制技术的研究多在实验室规模下开展，尚缺乏大规模的实际应用。膜技术和高级氧化是两类对 ECs 有良好去除效果且已经有一定规模应用的技术。

2. 饮用水综合健康风险评估

一直以来，我们对饮用水水质的评价往往只关注于各项指标是否达到了相关水质标准所规定的限值，而忽略了这些指标是否会对人体健康产生影响。目前，暴露在饮用水环境中的化学品种类繁多，饮用水污染问题已经变得日趋复杂。研究表明，多种人类疾病的发生与这些化学品在水中的长期存在直接相关。饮用水环境中的化学品多以混合物形式存在，对混合物进行健康风险评估并识别出高风险污染物是一项重要并极富挑战性的工作。我们知道，通过定量化学分析可以检测出环境中的化学品浓度，在此基础上，结合该化学品的毒性当量并利用模型就可以估算其健康效应。然而，由于各污染物间的相互作用以及环境过程对化合物的影响，套用模型对化合物总体活性进行的预测会出现较大偏差。另外，样品中的非目标组分或可能存在的未知化合物也很难被纳入现有的分析检测范畴。在此背景下，整合了分析化学和生物学检测的环境分析方法，成为今后饮用水风险因子识别和健康风险评估的发展方向，这其中，以 USEPA 的毒性鉴定评价（Toxicity Identification Evaluation，TIE）方法和欧盟的效应导向分析（Effect-directed Analysis，EDA）方法最为突出（图 2-2）。同时，近年来引入的有害结局路径（Adverse Outcome Pathway，AOP）方法也为污染物健康风险评估提供了新思路（图 2-3）。

（1）TIE 和 EDA 方法

TIE 方法由 USEPA 于 20 世纪 80 年代开始研究并建立，最早应用于污废水的毒性物质鉴别与评估，近些年也逐渐开始用于常规水体。TIE 对污染物的鉴别结合了化学和生物分析手段，先根据化学品的理化性质对其进行分级分离，接下来采用生物测试方法分析不同组分的毒性水平，最后采用计算手段鉴别不同物质/组分的毒性贡献。总体来说，可将 TIE 方法分为 3 个阶段：1）毒性表征；2）毒性鉴定；3）毒性确认。TIE 方法的适用范围已经涵盖了各类有机物和包括重金属等在内的无机物。传统的 TIE 方法主要采用活体生物测试，以急性毒性为评估终点。近年来，TIE 方法也在被逐渐优化，例如将基因表达手段加入到 TIE 过程中的基于分子效应的毒性鉴别评估（molecular Toxicity Identification Evaluation，mTIE）方法。mTIE 方法将传统毒理学中的毒性终点与基因表达相联系，完成了急、慢性毒性的统一表征，使得毒性评价体系更加完整。

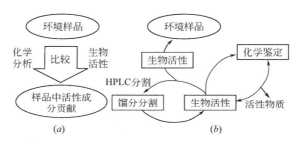

图 2-2　TIE 方法和 EDA 方法

(a) TIE 方法；(b) EDA 方法

EDA 方法则是以某种特定的生物毒性检测为导向，指导相应的活性组分的分离、纯化和分析，从而最终实现样品的生物效应评价和其中主要效应污染物的鉴别。EDA 方法中的生物检测和化学分析连续交替进行，EDA 的一般流程可以总结为：1）污染物的提取；2）样品和组分的生物检测；3）色谱分离；4）效应污染物的鉴定；5）效应污染物的确认。早在 20 世纪 80 年代，EDA 方法即被提出。直到近年来，在欧盟委 "Modelkey" 项目的支持下，EDA 方法才得到了较快发展并成为一种有效的致毒污染物筛选手段。同时，传统 EDA 方法也存在一定局限，因此，对该方法的优化也成为近些年的研究热点，例如：新的化学表征手段与分析方法应用于 EDA 可以提高化合物鉴定的成功率；高通量的自动化 EDA 平台大大提高了方法的工作效率。

（2）AOP 方法

AOP 方法于 2012 年由经济合作与发展组织（OECD）提出。随后，OECD 又于 2013 年推出 AOP 指南并于 2014 年发布新的 AOP 网络平台。AOP 方法基于现有的化学污染物信息，将分子启动事件与生物风险效应连接起来，形成概念性框架。其中，分子启动事件即化学污染物与特定的生物分子之间的反应。AOP 方法融合了 TIE 和 EDA 这两种鉴别手段，基于外源化学品的性质，从生物学水平上分析了化学品所诱导的负效应，概括了在该分子响应水平上细胞、组织、器官的毒性效应，从而推导出该化学污染物在个体和种群上所导致的有害结局。AOP 的分析一般借助计算机模拟和已有的生物化学信息来获知污染物的行为和风险效应，使用更少的动物试验和资源来对更多的化学污染物进行风险评估。目前，已经被开发出的 AOP 有 20 个，例如与性激素相关的内分泌干扰 AOP。AOP 方法的建立将有助于更高效地获得污染物的致毒机制，为污染物的监控管理提供基础。

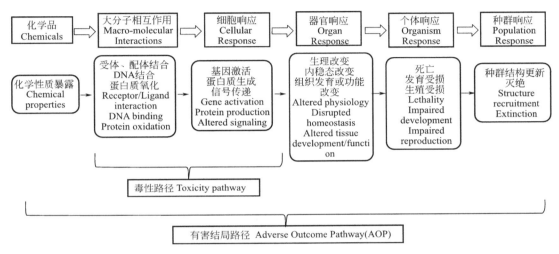

图 2-3　有害结局路径（AOP）结构图

3. 非常规水源的开发利用技术

非常规水资源以往又被称作非传统水源、非传统水资源等。普遍认为，非常规水资源是指区别于传统意义上的地表水、地下水的（常规）水资源，主要有再生水、海水、雨水、微咸水和矿井水等，其特点是经过处理后可以再生利用，能够在一定程度上替代常规水资源。如今，随着全球人口的快速增长和工业的不断发展，淡水资源短缺和污染水源治理已经成为亟待解决的全球性问题。根据联合国的相关统计报告，在 2011 年，41 个国家水资源紧张，其中 10 个国家的可再生淡水资源几近枯竭，不得不依赖非常规水资源。日益严重的干旱和荒漠化也在加重淡水资源匮乏的趋势。到 2050 年，预计至少 1/4 的世界人口将受到长期缺水的影响。因此，在常规淡水资源受限的情况下，适时地加强非常规水源的开发利用，已经成为在一定程度上有效补充水源的重要途径之一。目前，非常规水源开发利用技术主要包括海水淡化技术、再生水饮用回用技术和雨水收集与利用技术等。

（1）海水淡化技术

地球上大约 70% 的面积被海洋所覆盖，海水也占据了地球上水资源的约 97%。海水资源虽然十分丰富也易于获得，但因海水含盐量过高，不能直接被人们所利用。淡水资源的日益紧缺驱使人们开始着眼于通过技术实现对海水的利用。目前，大规模海水淡化应用已有了大量成功实践，从全球地域分布来看，海水淡化项目主要集中在中东和北美地区。沙特、以色列等中东产油国 70% 的淡水资源均来自海水淡化，其中，在以色列还诞生了世界知名海水淡化公司 IDE。同时，美国、日本、西班牙等国家为保护本国淡水资源也竞相发展海水淡化产业。美国是全球第一个现代海水淡化工厂的诞生地，其在 2011 年通过了《海水淡化法案（Reauthorization of WaterDesalination Act of 2011）》，明确提出将降低海水淡化工厂投资与经营成本、减少海水淡化对环境的影响列为政府研发重点；在 2019 年 3 月，美国发布了《以加强水安全为目标的海水淡化统筹战略规划》报告，从国家战略层面进一步强调了发展海水淡化技术的必要性。日本对淡化海水的开发起步也早于我国，其位于福冈地区的海中道奈多海水淡化处理中心是目前日本最大的海水淡化处理中心，日产 5 万 m^3 淡水，已经占到福冈都市圈供水的 30%。我国的海水淡化技术开发虽然相对发达国家起步较晚，但随着我国对该领域的日益重视，海水淡化产业在我国得到了快速发展。在过去一段时间里，海水淡化相继迎来《全国海水利用"十三五"规划》《海岛海水淡化工程实施方案》《扩大水资源税改革试点》。在政策和技术的双重支持下，我国海水淡化产业已升级成国家战略性新兴产业，成了新的经济增长点。如今，我国已经成为近年来全球海水淡化产业增长的主要力量。

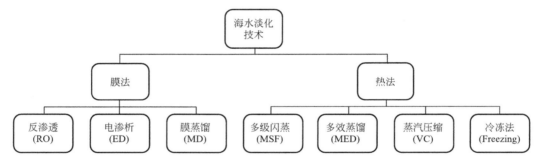

图 2-4　海水淡化技术分类

至今，海水淡化技术已经发展出了十余种工艺，根据使用的技术手段，如图 2-4 所示，传统的海水淡化技术一般可分为热法和膜法两类。在这些技术中，多级闪蒸（MSF）、低温多效蒸馏（LT-MED）和反渗透（RO）是当前全球海水淡化市场上的主流技术。然而，各种技术也均有各自的优势和适用的环境条件。MSF 能耗大，但是该技术较为成熟，运行较可靠，目前在国内外仍然有大量的生产应用。近年来发展较为迅速的 LT-MED 相对于 MSF 更加节能，装置规模日趋扩大，成本也随之得到降低。与上述技术相比，RO 海水淡化相关技术也在近些年得到较大发展，运行成本和工程造价也在持续降低，但是对不同水质的海水适应范围、系统稳定性尚有待进一步提高。

为了进一步解决传统海水淡化技术普遍存在的投资成本高、能耗大和环境污染问题，当前海水淡化研究领域所面临的问题已从"海水如何淡化"转变为"如何降低海水淡化成本和实现环境友好"。因此，近些年，开发绿色化、低能耗的海水淡化技术成为了行业发展趋势，这主要表现为改进传统技术、开发集成技术、利用可再生能源/新能源以及研发新技术等。对于传统技术的改进表现在诸多方面，如开发新一代 RO 半透膜、优化预处理工艺和改善能量回收装置等。以新一代 RO 半透膜开发为例，当前，薄膜复合材料（TFC）

膜是 RO 海水淡化工艺中采用的主流材料，而随着技术进步，TFC 膜的透水性和脱盐率已经逐渐接近理论限值，很难进一步提高。因此，研究者目前正不断开发新型膜材料以提高膜性能，这些性能包括膜通量、抗污染性能、选择性和能耗等。

集成海水淡化技术旨在有效发挥不同工艺的优势，提高能源利用率，改善出水水质并最终实现资源的优化配置。近些年涌现出的集成海水淡化技术包括膜蒸馏技术（MD）、RO 与 MSF 集成技术、RO 与电渗析集成技术等。其中，MD 在近些年受到了较大关注。MD 是一种集成了渗透蒸发与膜分离的新技术，该工艺需要热源对海水进行加热，水在高温进料侧膜表面蒸发，水以蒸汽的形式透过多孔疏水膜并在低温渗透侧被冷凝收集，而非挥发性的盐组分无法透过膜，从而实现盐水分离。

太阳能、风能、核能等可持续利用的清洁能源在近年来得以重视，将可再生能源/新能源应用于海水淡化成为全球发展的趋势。其中，太阳光驱动的界面光热水蒸发，由于其可以通过在远远低于水沸腾的温度下产生蒸汽来进行海水纯化，因此在过去几年中引起了越来越多的关注。最近，有研究者通过毛细力转移的方法，在水空界面上将碳纳米管薄膜和商业用打印纸原位复合，构建了一种柔性、可剪裁且可图案化的非对称碳纳米管复合纸。研究人员进一步将这种图案化的非对称碳纸经过特定的剪裁组合成 3D 树形结构，并将其运用于光热水纯化，取得了非常可观的效果。此外，风能、核能等都可作为海水淡化系统的能量来源。风能转化成电能或机械能后可驱动 RO 系统，也可与光伏技术结合驱动 RO 和机械蒸汽压缩（MVC）等系统。由于风能不稳定，相比 MVC 和电渗析（ED）技术，RO 技术操作灵活，适应性高，能适应风电的波动性，故 RO 与风能结合可在技术上实现优势互补。核能海水淡化是利用核反应堆释放出的热能或者转化后的电能作为驱动能量进行海水淡化。过去十几年来，许多国家对核能海水淡化技术给予越来越多的关注，国际原子能机构（IAEA）也在大力推动核能海水淡化技术的开发和实践。目前，核能海水淡化已经成为成熟的商业技术，被许多国家所利用（日本、俄罗斯、哈萨克斯坦和美国等）。

除了以上介绍的领域，电容去离子（CDI）、电化学介导海水淡化、超临界海水淡化、超空化等新型海水淡化技术也在近些年取得了突破。

（2）再生水饮用回用技术

污水再生利用是缓解供水紧张和水环境问题的有效途径之一，也是保障水资源可持续利用的重大需求。在许多情况下，通过再生水饮用回用（Potable Water Reuse，PWR）技术，再生水也可作为一种现实可靠的饮用水水源。一方面，城市污水获取方便、水量相对稳定、受气候因素的影响较小且水源靠近主要的人口中心；另一方面，随着污水再生处理技术的发展，再生水水质不断提高，应用于补充饮用水水源的案例也持续增多。从 1962年美国加州 Montebello Forebay 的再生水间接饮用（IPR）开始，再生水饮用回用的案例已广泛扩展到非洲、亚洲、澳大利亚、欧洲和北美洲等世界多个国家和地区。一般而言，再生水补充饮用水可以分为直接补充饮用水、无计划间接补充饮用水和有计划间接补充饮用水三种方式。直接补充饮用水即再生水处理厂出水直接作为城市饮用净水厂的进水，单独或与天然水源水以一定的比例进行混合，再经过净水处理工艺后进入饮用水管网。直接补充饮用水的应用案例较少，一般用于极度缺水的城市或地区，如纳米比亚 Windhoek 的再生水直接饮用回用（DPR）项目。无计划间接补充饮用水普遍存在于大型河流流域，即上游城市向河流中排放处理后的污水，下游城市从接纳污水的河流中取水作为饮用水水源。在澳大利亚堪培拉的 PWR 项目中，污水再生处理后排放到墨累河流至马兰比吉河，该流域的居民直接提取该水源为饮用水。有计划间接补充饮用水则是将城市污水经深度处理后，排到地表或地下水源地中，将处理后的污水与地表水或地下水混合，然后经过饮用水处理系统，最终进入供水管网。2017 年，WHO 首次发布了《再生水饮用回用：安全饮用水生产指南》，旨在为各国开展 PWR 项目提供规划、设计、运行、管理和系统评价等方面的指导，逐步引导并规范再生水饮用回用的广泛、深入和可持续发展。表 2-1 给出了世界上典型的可饮用再生水项目。

世界上典型的可饮用再生水项目 表 2-1

项目名称	主要工艺流程	回用途径	规模（$10^4 m^3/d$）	建设年份
美国堪萨斯州 Chanute 应急饮用工程	污水→预过滤→加氯消毒→混凝→初沉池→加氯消毒→固体接触反应池→再碳化→沉淀→快速过滤→加氯消毒	DPR（直接饮用再生水）	0.48	1956—1957
美国加利福尼亚州洛杉矶 Montebello Forebay 地下水回灌项目	污水→沉淀→活性污泥→双层滤料过滤→加氯消毒	IPR（间接饮用再生水），地表回灌	17	1962
美国加州 橙县 21 世纪水厂	二级出水→石灰澄清→再碳酸化→三层滤料过滤→活性炭吸附→加氯→RO	IPR，井灌	5.7	1976—2004
美国维吉尼亚 UOSA 再生水回用项目	污水→活性污泥→投加石灰→两段再碳酸化→多层滤料过滤→活性炭吸附→离子交换→折点加氯→消毒→脱氯	IPR，回补地表水体	20.4	1978
美国亚利桑那州梅萨市西北再生水厂	污水→硝化→反硝化→三级过滤	IPR，地表回灌	3	1990
新加坡 NEWater 计划	二级出水→MF 或 UF→RO→加氯消毒	IPR，回补地表水体	25	2000
比利时 Wulpen 市 Torreele 再生水厂	三级出水→UF→RO→紫外消毒	IPR，地表回灌	0.68	2002
美国加州 橙县 GWRS	二级出水→机械过滤→MF→RO→UV/H_2O_2→稳定化	IPR，井灌	26.5	2003
澳大利亚昆士兰 Western Corridor 水循环项目	二级出水→MF→RO→UV/H_2O_2→稳定化→加氯消毒	IPR 应急水源，回补地表水体	18.2	2008

PWR 处理系统的具体构造各异，这是由于不同处理选项和地区的处理标准造成的。总地来说，在过去几十年里随着更加严格的水质标准的出台，PWR 工艺单元的改进呈渐进式的发展趋势。早期项目中仅对致病细菌比较关注，加氯消毒是除二级处理之外重要的处理单元，例如 1956 年 Chanute 项目中对再生水进行了 3 次消毒处理。随后，化学澄

清、再碳酸化、过滤以及活性炭吸附等处理单元也逐步加入，以去除再生水中的悬浮颗粒物、有毒有害有机物、重金属等污染物。随着技术进步以及对出水水质要求的提高，当前PWR 项目多选择微滤（MF）/ 超滤（UF）‑RO 工艺和高级氧化的组合工艺（图 2-5）。

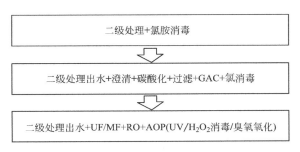

图 2-5　再生水补充饮用水的处理工艺发展趋势

在 PWR 项目中，膜法的优势明显。目前，超过一半的 PWR 回用案例都是基于膜法的（RO），美国华盛顿州在该州的再生水技术指南中明确要求 IPR 项目必须采用 RO 工艺；在美国加州地区，RO 膜法的使用比例超过 80%。为了满足 RO 进水要求，再生水厂一般还需设置 RO 的预处理单元。以 MF 或 UF 作为 RO 的预处理，能够大大提高 RO 的产水率和使用寿命。目前，"MF/RO" 或 "UF/RO" 的双膜法几乎成为 PWR 领域的行业标准。此外，再生水厂还会选择将 RO 与高级氧化工艺（AOP）结合，AOP 工艺能够降解出水中剩余的中性小分子有机污染物，进一步确保再生水补充饮用水水源的安全性。PWR 技术中较常使用的 AOP 工艺为 UV/H_2O_2。美国加州橙县水管区（OCWD）的再生水地下水回灌系统（GERS）就采用了 MF/RO‑UV/H_2O_2 的组合工艺。

（3）雨水收集与利用技术

针对水资源短缺的问题，目前世界各国也都将雨水收集利用作为主要的突破口之一。雨水作为一种相对丰富的淡水资源，相较于城市污水和建筑中水，其水质条件更为良好，处理成本也更为低廉，经过适当处理后即可满足生活杂用和工业应用，深度消毒后还可作为饮用水水源补充水。实际上，现代意义上的城市雨水利用技术涵盖的内容十分广泛和复杂，这不仅涉及水资源的保护与利用，还与排水系统等基础设施的建设、城市生态环境、城镇与园区规划、建筑与园林景观等有着密切的联系，并因此出现了雨水的直接收集利用与渗透间接利用、雨水的调蓄排放与洪涝的控制、雨水的污染控制与净化处理等技术领域。美国等一些发达国家形成了包括这些方面的一个学科领域——"城市暴雨管理"，并且方兴未艾。近 20 年来，城市雨水利用技术得到了迅速发展。以色列、非洲、印度、中国等国家修建了数量众多的雨水收集利用系统。美国、加拿大、德国、日本、澳大利亚、新西兰等发达国家也开展了不同规模和不同内容的雨水利用研究和实施计划。其中，德国是世界上城市雨水利用技术最发达的国家之一，并在 1989 年就出台了雨水利用的相关设施标准。美国在雨水利用技术上尤其重视利用雨水对地下水资源的开发利用和养护，并建立了大量屋顶蓄水和入渗池、井、草地、透水地面组成的地表回灌系统。20 世纪 90

年代初，美国提出了"低影响开发"雨洪控制管理理念，从源头进行降雨径流污染的控制和管理。

雨水径流的水质相对于其他类型的污水略好，雨水中的污染物主要为空气中的尘埃以及地面或建筑面上的细菌、重金属以及有机质等。同时，雨水的水质状况也与当地的工业水平、公共卫生和气候条件等紧密相关。针对雨水水质的特点，人们一般倾向于对其进行简单的物化处理后，直接作为生活杂用。雨水的物化处理主要包括沉淀、混凝和过滤等。然而这些传统处理技术处理后的雨水一般只能作为生活用水，如果要达到饮用水水质标准，还需进行深度处理和消毒。对此，膜分离技术在雨水综合利用中发挥了重要作用。以新加坡为例，该国严重缺水，但雨水资源较为丰富，降雨以暴雨为主，为此，新加坡对城市雨水的储存进行了系统规划，并建设了以 RO 为核心工艺的水质净化系统，所供给的水量占到了城市总供水量的 30%。

4. 融合前沿科技的绿色低耗水质净化工艺

创新的水质净化工艺始终是推动饮用水科技进步和供水行业发展的巨大驱动力。一方面，随着水源水质愈趋复杂，净水工艺也变得愈加细化复杂，存在流程长、药耗高和反应控制不精准等问题。另一方面，水质指标与生态效应也开始协同约束水质净化工艺，对技术创新提出了更高的要求。

（1）绿色低耗的净水技术

在创新理念上，绿色化、低能耗正成为新一代水质净化工艺的发展趋势。绿色净水工艺在优化生产效率的同时，能够降低能耗和物耗，并且不产生危害健康的有毒有害物质。目前，可再生／清洁能源的开发利用为绿色净水工艺提供了巨大推力，例如太阳能消毒技术和可再生能源驱动的膜技术等。其中，太阳能消毒技术低耗、绿色、无药剂，尤其为贫困地区及发展中国家提供了一种安全可靠的消毒方案。2001 年，世界卫生组织（WHO）推荐将太阳能消毒技术用于家庭用水净化系统。目前，太阳能消毒技术已经在非洲、拉丁美洲和亚洲的 50 多个国家和地区得以成功应用。然而，可用于杀菌的光谱仅占太阳光谱的一小部分，为了提高太阳能消毒的效率，一些基于太阳能驱动的新型消毒技术应运而生，例如太阳能光催化消毒技术。太阳能光催化消毒技术依靠催化过程中产生的自由基灭活致病微生物，其中最常使用的催化材料为 TiO_2。最近，一些基于 TiO_2 的新型改性材料和其他新型催化材料也开始用于太阳能光催化消毒技术中，如二氧化钛—还原氧化石墨烯（TiO_2–RGO）复合材料、TiO_2 纳米球、TiO_2 纳米管、Ag–$BiVO_4$ 复合材料和碳纳米颗粒等。

除了利用清洁／可再生能源，基于自然过程的净水工艺也因绿色低耗的特点受到日益广泛的关注，例如河岸过滤技术。河岸过滤技术通过取水井抽水促使地表径流向含水层补给并流向取水井，在河水自然渗透到地下含水层的过程中，地表水质通过截留、吸附、生物降解等作用而得到不同程度的净化。目前，河岸过滤技术已经受到了德国和荷兰等欧盟国家的广泛推崇。依靠自然处理的河岸过滤不使用药剂、成本低、出水水质稳定，同时能够有效控制致病微生物、重金属和有机污染物，但是河岸过滤容易受到工业和市政废水排放的影响，同时水中的 ECs 污染问题也使得水质变得复杂，单纯依靠河岸过滤可能难以去除所有污染物。在此背景下，研究者提出将河岸过滤与反渗透（RO）工艺联用，再通过矿化调节将出水供给用户。河岸过滤 –RO 系统中仅有 RO 一步耗能，在优化出水水质的同时，还实现了处理工艺的"短流程"。

（2）与前沿科技交叉融合的净水技术

当前，新一轮的科技革命和产业变革正在孕育兴起，在科学领域，学科交叉融合的态势日趋明显，新兴学科正在被不断催生出来，科技前沿领域不断延伸。这一科技发展趋势也使得水质净化技术开始与现代生物技术、新材料和人工智能等领域交叉融合，这些前沿科技推动着水质净化技术朝着绿色且高效的方向发展。其中，新材料技术很可能成为未来净水处理的支柱型产业，例如，纳米材料和纳米技术已为开发高性能膜提供了巨大技术支持。虽然常规材料的水处理膜仍然占据市场的主导地位，但几乎每种类型的膜都会受到通量、选择性、抗污染性和稳定性等一个或多个方面的限制，难以全面兼顾。纳米技术和纳米材料目前已经用于膜改性和新型膜材料的开发。用于膜改性的纳米颗粒有金属 / 金属氧化物、石墨烯和碳纳米管等。例如，聚醚砜树脂（PES）是超滤膜制备中的常用材料，但因其具有疏水性，使得膜通量较低且抗污染性能差。为此，研究者将碳纳米管掺入 PES 制备出了混合基质膜，提高了膜的亲水性和抗污染性能。银纳米颗粒具有良好的杀菌性能，有研究者将氧化石墨烯—银纳米颗粒掺入聚偏二氟乙烯（PVDF）膜中，所制备出的分离膜不但亲水性得到了提高，更具备了抗菌性。此外，将纳米材料直接作为原料制备出的分离膜，更容易调控膜结构和膜表面性质，从而实现通量、选择性和抗污染性的最优化。目前，纳米材料膜已经有自组装纳米颗粒膜、自组装纳米纤维膜和二维纳米薄膜等。例如，研究者采用源自蚕丝的丝素纳米纤维制备了纳米纤维膜，该膜可以实现对染料、蛋白质和纳米颗粒胶体的有效分离，同时其水通量是多种商用膜的 1000 倍。石墨烯是目前用于制备二维纳米薄膜所采用最多的材料之一，有研究者将 α，β，γ，δ- 四（1- 甲基吡啶嗡 -4-基）卟啉对甲苯磺酸盐（TMPyP）与氧化石墨烯共混以增强氧化石墨烯叠层膜的结构稳定性和分离性能，该膜可用于脱盐或水质净化。

此外，新材料技术也促进了清洁能源在净水工艺中的应用。太阳能可以作为能量来源驱动水质净化或脱盐系统，例如太阳能驱动多级闪蒸技术、太阳能驱动多效蒸馏技术和太阳能驱动 RO 技术等。有研究者就采用纳米材料石墨烯以吸收太阳光从而诱导流体发热，从而为蒸馏系统提供能量驱动。同样，新材料技术还为水消毒、吸附、催化氧化等净水工艺带来了技术变革。纳米材料及其复合物可以作为具有高效选择性的吸附剂，用以去除水中的重金属、PPCPs 和 EDCs 等难降解污染物。最近，有不少研究开始采用有机材料和氧化铁对氧化石墨烯进行改性，制备出了有机功能化磁性氧化石墨烯复合材料，并用该新型吸附剂去除水中的重金属，取得了可观的效果。还有学者发现用二维 MoS_2 纳米材料作为吸附剂可有效去除水中的多西环素。纳米材料及其复合物还可作为抗菌材料进行水消毒，例如碳纳米管、壳聚糖修饰纳米颗粒和银修饰纳米颗粒等。有研究者发现太阳光辐照 MoS_2 纳米材料可快速产生活性自由基以进行水消毒。还有学者开发了嵌入纳米银颗粒的新型黏土基多孔陶瓷过滤片，该过滤片长期将少量银离子释放到水中以灭活致病微生物。

除了新材料技术，其他领域的新兴科技也在为净水工艺提供新的动力。例如，对于净水工艺中使用的生物滤池，现代生物技术如宏基因组学、元转录组学和元蛋白质组学等可以为生物滤池提供各种水质和运行条件下的微生物群落结构 / 功能数据，这些丰富的信息可用于优化运行条件，从而富集和维持功能性微生物。近些年，前沿的 3D 打印技术也开始应用于水质净化领域，其可被用于水处理分离膜、吸附剂和催化剂等净水材料的制备，为行业带来了新的机遇和挑战。

5. 智慧化供水系统

目前，数字革命已经深入到我们日常生活中的方方面面，蓬勃发展的 ICT 技术（Information and Communications Technology）和大数据为城市的基础建设和服务提供了智能化的解决方案，这些变革同样对饮用水科技产生了巨大影响。IWA 将 2020 年世界水大会的主题定为 "Smart Liveable Cities"，并在 2019 年发布了数字水务白皮书报告《Digital Water: Industry Leaders Chart the Transformation Journey》。当前，融合了水科学、数据科学和计算机科学的水信息科学正在推动着水务行业的数字革命，使得水务信息化得以迅速发展。水务信息化发展的最终目标是实现智慧水务，供水系统的智慧化则贯穿于水资源配置、水环境保护和水管理服务等方方面面。综合利用自控、感知、智能等技术手段建设智慧水网已经成为各国水务行业发展的共识。

智慧水网首先需实现 "感知" 的智慧，即充分利用物联网、自动控制等技术，通过在线监测和传输设备实时感知供水全流程的信息，实现对供水系统的精准监测。其中，实时收集和传输有关水系统数据的传感设备是智能管网的基础，它们包括智能水表（测量压力或流量）及用于污染物监测的污染物传感器和生物传感器等。欧洲国家在智慧水网的建设中比较重视前端数据的智能收集。欧盟在 "欧洲水资源创新伙伴关系"（European Innovation Partnership（EIP）on Water）框架下成立了 "Ctrl+SWAN"（Cloud Technologies & ReaL time monitoring+Smart Water Network）行动小组，该小组整合了大约 100 所高校、研究院所和水务公司的研究力量，致力于推动服务于智慧水网的在线监测系统的创新，为水行业提供更多智能解决方案。在此背景下，法国、西班牙和荷兰计划推出 1100 万块智能水表，为建设智能水网提供基础设施支撑。

另外，智慧水网还需实现运营的智慧化，即充分利用云计算、大数据和人工智能等技术对供水系统进行智慧化管理。智慧水网前端获取的大量基础数据需要进行有效的处理转化后才能为供水系统的运维提供数据支撑，因此，建设高效智能的城市水务信息数据库、数据运营平台等也成了建设智慧水网的关键技术。欧美等先进国家在供水管网的数字化管理领域研究较早，已经推出了不少成熟的可服务于智慧水务的数据管理软件平台，如 OSIsoft 公司的 PI 系统（Plant Information System）、Innovyze 公司的 Innovyze Smart Water Network 智慧水系统以及 GE 公司推出的 Software-as-a-Service（SaaS）软件服务等。近年来，云计算、人工智能（AI）和大数据等都为管网智能数据平台的建设提供了巨大助力。英国大型供水公司联合水务于 2018 年与加拿大科技公司 EMAGIN 达成合作，在英国本土推广 EMAGIN 公司开发的 AI 平台 HARVI。该平台基于气象信息、需水量和水泵运行数据等基础信息，通过 AI 技术优化水泵运行参数并实现对管网漏损的监管。

相对于欧美国家，我国水务行业对智慧化运维的探索开展较晚，但目前大部分城市都纷纷开展了水务信息化的建设。根据《全国城市市政基础设施规划建设"十三五"规划》，构建智慧城市，推进市政基础设施智慧化是现阶段我国市政领域发展的一大目标。目前，深圳、上海等地都在水务信息化建设方面取得了不错的成果。例如，2018 年建成的上海浦东新区水务信息共享服务云平台（一期）已经成为该地水务管理工作的重要工具。在深圳，水务行业则形成了"1+3+N"（1 个大数据中心 + 专题业务、政务服务和工程管理 3 类业务 +N 个智慧应用系统）的智慧水务构架。2020 年初，"湾区智慧水务环保创新联盟（WEIU）"在深圳成立，以推动智慧水务在粤港澳大湾区的应用实践。

6. 基于自然的水资源解决方案

2009 年世界自然保护联盟（The International Union for Conservation of Nature，IUCN）首次在《联合国气候变化框架公约》意见书中提及 "基于自然的解决方案（Nature-based Solutions，NBS）"。之后将 NBS 定义为：采取行动保护、可持续管理和恢复自然，或改善生态系统，从而有效地、自适应地解决社会难题，同时为人类和生物多样性创造福祉。近年来，国际社会开始重视 NBS，并应用到应对气候变化、水安全、水污染、粮食安全、人类健康和灾害风险管理等方面。根据联合国在 2018 年发布的《世界水资源开发报告》，全球水资源的需求正在以每年 1% 的速度增长，而这一速度在未来 20 年还将大幅加快。在这一背景下，各国必须实现从对抗自然到顺应自然的转变，更好地利用 NBS 来应对水资源方面的挑战。NBS 不是要用利用生态系统过程和功能的绿色基础设施取代灰色基础设施，而是统筹考虑多个目标和利益，在灰色和绿色工程间寻找理想的平衡状态，形成最具有成本—效益和可持续性的方案。NBS 被认为是水资源管理的可持续和最终的解决方案，推广 NBS 对于实现联合国《2030 年可持续发展议程》至关重要。目前，NBS 已在水量、水质和水灾害风险管理方面得到应用，开拓了水资源管理的新视野。

在水量方面，NBS 主要通过管理降水、渗透、运移和蓄水等，改善可供人们需求的水的分布、时间和数量，从而助力解决供水问题。在许多发达国家，增加水库建设可能已经受到限制，在这种情况下，其他生态系统友好型的蓄水形式，如利用天然湿地、提高土壤湿度、更有效的地下水补给，可能比传统的灰色基础设施更具可持续性和成本效益。

众所周知，水源保护降低了城市供水的水处理成本，同时也有助于保障农村地区的供水安全。因此在 NBS 的框架下，城乡供水可以充分利用森林、湿地以及土壤等生态系统对污染物的截留能力，从而达到保护供水水源水质的目的。特别地，对于当前难以解决的来自农业的非点源污染问题，NBS 具有极强的应用价值，因为该方案可以利用生态系统过程来改善土壤养分，从而降低肥料需求，同时减少径流或渗透到地下水的营养元素。

据估计，全球大约有 30% 的人口居住在经常遭受洪水或干旱影响的地区。在管理洪水方面，NBS 可通过管理下渗、坡面漫流等，提高河湖水文连通性，增加蓄水行洪空间，提高洪水蓄滞和排泄能力。在降低干旱风险方面，NBS 的主要措施包括提高土壤和地下水在内的区域蓄水能力，以缓解极端缺水时期的影响。

目前，欧盟在推行 NBS 方面是国际先行者。欧盟委员会在 2012 年通过了"欧洲水资源创新伙伴关系（European Innovation Partnership（EIP）on Water）"提案。2015 年，"EIP on Water"框架下增添了"基于自然的水资源管理创新技术 –NatureWat"行动小组（AG228），该行动小组致力于 NBS 在欧盟国家的推行，攻克 NBS 在实施过程中的技术难题并建立示范工程。

2.3.2 国际饮用水科技发展趋势

目前国际饮用水科技创新正在不断向可持续发展方向延伸，饮用水科技发展开始由单项治理转向综合防控，主要发展趋势呈现以下特点：

（1）饮用水科技发展更加重视人群健康和生态环境风险防控。

自进入 21 世纪以来，随着公众对饮用水质量要求的日趋严格，复合型污染、人群健康风险和生态安全等一直是饮用水科技领域的研究热点。对此，需要攻克一批与饮用水标准密切相关的高风险污染物筛选、毒性测试等关键支撑技术，建立污染物基础数据库，开发复合污染水质健康风险评价技术，并最终逐步形成完善的饮用水水质基准理论、技术与方法学和支撑平台。同时，新一代的饮用水处理技术，除了需要满足水环境质量基准 / 标准的指标要求，更需要综合考察技术对人群健康的影响和生态风险的防控能力。因此，基准与效应共同约束的净水技术是饮用水科技发展的重要方向。

（2）饮用水科技发展更加注重解决复合性、系统性的水环境问题。

全球气候变化对水系统的影响日趋凸显，这也对饮用水科技发展提出了更高要求。在此背景下，饮用水科技发展要从单要素向多要素综合研究转变、从局部地区向区域 / 全球尺度的供水安全问题研究转变，提出能够适应复杂化、系统化水环境问题的韧性可靠的供水解决方案。

（3）饮用水科技创新更加注重技术的绿色高效。

高效一直是饮用水科技发展的重要需求，在今后，供水技术的高效将更体现在净水工艺对高风险因子的精准控制以及实现供水系统的智能化等方面。同时，综合评估科技的环境—经济效益也成了饮用水科技发展的新需求，可持续发展更是全球水治理的发展目标，因此，低能耗、能源化和绿色化的供水技术将成为饮用水科技创新的重要方向。

（4）饮用水科技创新更加注重融合其他相关领域的前沿成果。

全球科技革命使得现代生物技术、新材料、信息技术等在供水领域的应用不断拓展和深入，推动了一批饮用水科技关键技术的突破，饮用水科技发展与其他领域技术创新的不断融合将进一步推动供水行业的大发展，为水质净化常规处理技术和深度处理技术带来革新。融合信息技术的供水系统将更加科学化、精细化和智能化，将水源地、净水厂、供水管网以及供水社区进行有效连接的"智慧水网"将成为建设"智慧城市"的重要一环。

第3章 饮用水安全保障面临的形势与需求

至2020年，我国取得了全面建成小康社会的决定性成就，发展到了开启全面建设社会主义现代化国家新征程、向第二个百年奋斗目标进军的历史新起点上。我国饮用水安全保障工作处于重要战略机遇期，但面临的发展环境错综复杂，机遇和挑战都有新的变化。从国家战略和人民需求来看，国家高质量发展和人民日益增长的美好生活需要都对饮用水安全保障提出了更高的要求，人民期盼更安全更优质的饮用水。从全球气候变化来看，我国水资源、水环境和水安全面临的不确定因素进一步增加，对饮用水安全保障工作造成了复杂且多层次的影响，构建韧性可靠的供水系统需求十分迫切。从科技发展来看，全球新一轮科技革命和产业变革深入发展，新技术的发展应用为饮用水安全保障注入了全新的活力，同时国际力量对比深刻调整，对我国饮用水安全保障科技水平和创新能力升级要求强烈。此外，2020年爆发的全球新冠肺炎疫情影响广泛深远，经济全球化遭遇逆流，世界进入动荡变革期，同时也为饮用水安全保障工作敲响了警钟，饮用水作为最基本的民生保障，在应对突发公共卫生事件方面有大量亟待开展和完善的工作。

近年来，关于优质饮用水、高品质饮用水、健康饮用水、智慧水务、超大规模供水体系、可持续供水系统、现代自来水厂等新的理念、概念不断涌现，多个城市在面向2035年的规划中明确提出饮用水整体水质要达到或优于世界发达国家城市水平。放眼国际，新一轮的科技革命和产业变革正在孕育兴起，多领域交叉成为当前科技发展的趋势，随着现代绿色发展、信息技术、人工智能、新型材料、高端制造、系统集成等新兴行业的快速发展与融合，智慧城市的建设如火如荼。绿色化、智能化和精准化将成为下一阶段我国饮用水安全保障技术的发展方向。提高供水行业的科技创新能力，促进行业的技术进步，真正实现"让百姓喝上放心水"，依然是供水行业的艰巨任务和持续动力。

未来我国饮用水安全保障工作，应面向中华民族伟大复兴战略全局和世界百年未有之大变局，深刻认识我国社会主要矛盾变化带来的新要求，把握人民对美好生活的向往、经济长期向好的基本面，增强机遇意识和风险意识，正确理解饮用水安全保障工作被赋予的新内涵和新使命，准确识变、科学应变、主动求变，抓住机遇，应对挑战，推动我国饮用水安全保障科技工作快速持续向好发展。

3.1 形势研判

3.1.1 国家发展和人民需要对饮用水安全保障提出新需求

1. 高质量发展战略为饮用水安全保障带来新机遇

我国经济已由高速增长阶段转向高质量发展阶段，新时代我国将坚持创新、协调、绿色、开放、共享的新发展理念，以推动高质量发展为主题，以深化供给侧结构性改革为主线，推动质量变革、效率变革、动力变革，实现更有质量、更有效率、更加公平、更可持续、更为安全的发展。国家高质量发展战略的实施，将会助推环境污染控制与治理，水源污染防治与保护将得到强化，这为饮用水安全保障工作提供了重大利好。另外，高质量发展还将会推动城市供水系统落实新发展理念实现改造升级，实现发展质量、结构、规模、速度、效益、安全相统一。

2. 国家区域发展战略为饮用水安全保障提供持续的动力支撑

饮用水安全是支撑经济社会发展的基本条件，也是实现国家和区域重大发展战略的核心民生保障。"一带一路"倡议的核心内容之一是促进基础设施建设的互联互通。长江经济带发展战略要求形成统筹协调的基础设施互联互通新格局。此外，京津冀协同发展战略、粤港澳大湾区战略等国家和区域重要战略的实施为基础设施、公共服务和生态环境工作指明了新的方向，为跨区域环境污染防治、水环境改善提升创造了机遇，区域重大基础设施落地为供水行业升级改造提供了基础，为饮用水安全保障工作理念创新和设施落地提供了历史性机遇。

3. 人民美好生活需要对饮用水安全保障提出更高要求

近年来我国净水产品和包装水的销售量增长迅速，可见人们对安全饮用水的要求不断提高，追求更安全、更优质、口感更舒适的饮用水产品的需求日趋强烈。目前，我国已经有一些城市在饮用水品质提升方面开展了创新实践。2017年，深圳市出台了《优质饮用水工程技术规程》SJG 16—2017，并实施了优质饮用水工程。2018年，全国第一部生活饮用水水质地方标准《生活饮用水水质标准》DB 31/T 1091—2018正式发布，对饮用水水质提出了更高要求。

当前我国社会主要矛盾已经转变为人民日益增长的美好生活需要和不平衡不充分的发展之间的矛盾。做好饮用水安全保障工作，应深刻认识我国社会主要矛盾变化带来的新特征、新要求，应从人民群众获得感、幸福感、安全感的角度出发，重点解决发展不平衡不充分的问题，切实从供水管网改造、供水稳定性提升、优质饮用水等涉及人民群众切身利益的"小切口"入手，从解决"有没有"的问题转向解决"好不好"的问题，丰富供水安全内涵，提高供水品质，提升饮用水安全保障水平。

3.1.2 全球气候变化给饮用水安全保障带来新挑战

气候变化对饮用水安全保障的影响是复杂的、多层次的。近百年来全球气候持续增暖，2016年全球表面平均温度比1961—1990年的平均值高0.83℃，比工业化前高出约

1.1℃，成为有气象记录以来的最暖年份。1901—2016 年，我国年平均气温呈显著上升趋势；1951—2016 年，我国地表年平均气温的增幅为 0.23℃ /10 年，高于全球升温幅度。全球气候变化通过对水资源、水环境和极端水事件等的影响，增加了未来我国水资源管理和供水安全保障工作的难度和不确定性。

1. 水资源供需矛盾将长期存在

全球气候变化导致的大气温度和降水量变化，通过径流量直接影响了不同地区的水资源量分布。我国东北地区、黄河淮河海河平原、山东半岛、四川盆地和青藏高原部分地区的降水量均有不同程度的下降趋势。1961 年以来，中国十大流域中，松花江、珠江、东南诸河、西南诸河和西北内陆河流域地表水资源总量总体表现为增加趋势，辽河、海河、黄河、淮河和长江流域则表现为减少趋势，其中海河流域的降幅最大，地下水位明显降低。

在演变趋势方面，全球气候变化可能会使我国水资源的基础条件进一步朝着不利方向发展。我国流域水资源配置的利益冲突不断加剧，北方地区水资源可能会持续衰减，尤其是华北和东北地区，气候干燥趋势明显、地下水位降低。从长远看地表径流将减少，气候变化引起冰川和多年积雪消融，江河源头区冰冻圈蓄水能力下降，以冰雪水为水源的城镇将面临水资源短缺的威胁。我国大部分地区持续升温，各类用水需求量升高，夏季高峰日用水量增加，高峰用水期延长，加大了供水缺口。虽然南水北调工程很大程度上缓解了我国水资源南北分布不均的矛盾，但在全球气候变化的大背景下，加之区域经济社会等人为因素的影响，我国北部、沿海地区和部分城市水资源供需矛盾仍将长期存在。

2. 部分流域生态退化将威胁水源安全

全球气候变化带来的河流径流变化直接影响了生态水量，从而严重影响了流域生态服务功能，部分流域生态环境退化问题日益突出。气温升高、干旱增加、沉积物增多、大雨带来的营养物质和污染物负荷进入水体都会增加水源中的污染物浓度。全球气候变化导致我国沿海水域海平面上升，咸潮入侵、海水入侵的加剧，威胁沿海城市供水水源的水质安全。另外，在全球变暖的背景下，许多地区的湖泊和河流的水热结构和水质产生了较大变化，导致鱼类、藻类和浮游动物种群的变化，水生态的退化破坏了健康的流域水循环，加剧了流域水环境治理工作的难度。未来我国北方地区的水生态退化问题将日益突出，南方地区水质性缺水问题仍将十分严峻。

3. 极端天气影响使供水工作面临严峻挑战

气候变化叠加人类活动影响，使得水资源分布呈现出明显的差异性、极端性和波动性，增加了供水安全保障的不确定性。气候变化影响主要反映在洪水和干旱等极端天气事件的规模和频率上。近 50 年来，我国重大极端天气事件的强度和频率呈上升趋势，特别是 20 世纪 90 年代以来，气象灾害频率显著增加，如 1991 年江淮地区洪水、1998 年长江松花江洪水、2003 年西江淮河洪水、2003 年长江松花江洪水、2006 年川渝地区百年一遇的严重旱灾、2008 年中国南方地区发生了春季暴风雪和夏季洪水等。气候变化背景下极端天气事件的强度和频率变化，叠加人类活动影响以及各类地质环境灾害，使得我国各大城市水灾害频发，对供水设施的安全产生威胁。在未来可以预见的一个较长时期内，我国城市供水应对极端天气影响将面临更为严峻的挑战，对供水系统的稳定性、韧性、预警应急能力提出了更高的要求。

3.1.3 新兴科技革命为饮用水安全保障注入新活力

科技是实现饮用水安全保障的重要支撑，每次产业革命和科技革命都会给饮用水安全保障带来从理念到技术上的创新。当前全球正迎来新一轮的产业革命和科技变革。美国公布的《2016—2045 年新兴科技趋势报告》在美国过去五年内由政府机构、咨询机构、智囊团、科研机构等发表的 32 份科技趋势相关研究调查报告的基础上提炼形成了物联网、机器人、先进材料、合成生物科技和食物与淡水科技等 20 类最值得关注的科技发展方向。中国工程院发布的《2017 中国战略性新兴产业发展报告》指出"十三五"期间的战略性新兴产业将划分为网络经济、生物经济、高端制造、绿色低碳、数字创意五大领域及其八大产业。在众多新科技中，大数据、物联网、信息技术、人工智能、新材料、新能源和节能环保等新技术和新方向为我国饮用水安全保障工作提供了未来的科技发展动力、路径和机遇。

1. 物联网、大数据等新技术发展促进供水系统智慧化运行管理

物联网技术可以把传感器嵌入或装备到水源、供水系统和用户终端中，并且被普遍连接，形成供水物联网。将物联网与现有的互联网整合起来，将实现饮用水从水源、水厂、管网到用户的信息资源收集、传输和利用，串联监管机构、供水企业和公众的需求，进而实现供水全过程数字化运行和信息可视化查看。大数据技术与物联网、云计算相结合，可辅助实现实时供水信息的自动采集、传输、分析和决策，实现面向社会民众，因地制宜为其提供喝水、净水、用水的方案。智慧化的运行管理将支撑未来向老百姓提供更安全、优质、高效的供水服务。

2. 人工智能技术提高供水系统运行效能

人工智能技术可以实现供水全过程的自动化，例如监控和图像识别机器人协助水源地保护；加药机器人实现水厂药剂的精准投加；管道机器人提高管网漏损排查和维修效率；清洁机器人定期清理末端供水段水箱；水质监测设备与供水决策支撑系统联动辅助全过程监管。智能化技术装备在降低能耗、快速自我学习、图像语音精准识别等方面的优势将在未来极大地提高供水行业的效能和供水安全保障水平。

3. 新型净水材料助推供水系统低碳绿色发展

新型净水材料，特别是纳米材料及其技术为饮用水科技创新提供了新的途径。纳米材料已经逐渐开始应用于水中污染物的监测分析和污染控制，包括传感器、膜分离、吸附、催化以及电化学氧化等多个技术领域。纳米材料由于其较高的表面活性、比表面积、表面能、多孔结构和电荷特性，对有机化合物、重金属离子、无机阴离子等污染物有较大的吸附容量和亲和力。纳米材料被认为是一种在水处理中应用前景良好的潜在理想吸附剂，碳纳米管、石墨烯、二氧化钛纳米管等吸附材料的研制、表征、吸附和脱附的特性及机理的研究一直是行业的前沿课题。纳米材料对膜分离技术的推动也具有巨大潜力。多用途纳米

材料用于膜制备可提高膜的渗透性、污垢热阻性、机械和热稳定性，并使膜易于清洁，其中比较具有代表性的是纳米纤维膜、纳米复合膜和仿生膜等。此外，发生在纳米和分子尺度的化学/生物传感器，即"纳米检测"，也有赖于纳米技术的发展；纳米技术也可应用于清洁能源转化装置中，为水处理系统供能，例如太阳能蒸馏海水淡化系统，促进了供水系统绿色低耗化。

3.1.4　突发公共卫生事件给饮用水安全保障带来新警示

城市水系统基础设施的建设与发展过程，是人类伴随重大公共卫生事件而逐渐吸取教训与不断完善的过程。现代城市供水系统和排水系统是在应对霍乱等致病微生物导致的传染性疾病的基础上建立起来的，为人类提供干净和充足的饮用水，保护了水环境，大大地减少了疾病的传播，显著地提高了人类生活质量和平均寿命。2020 年 SARS-CoV-2 感染引起的新冠肺炎疫情是新中国成立以来在我国发生的传播速度最快、感染范围最广、防控难度最大的一次重大突发公共卫生事件。面对突如其来席卷全球的新冠肺炎疫情，让人们对于公共卫生安全、自身健康的关注上升到了史无前例的高度。饮用水安全保障同样面临着不确定性因素快速增加的趋势，疫情对供水安全保障提出了新的要求。

1. 对供水水源监测管理和应急处置能力提出新要求

城市供水系统的安全性最关键的在于对饮用水水源的保护，应严格控制饮用水水源水质污染。在新冠肺炎疫情期间，为避免城市污水中的致病微生物对下游城市水源造成不利影响，采取了溢流口上游临时投加消毒剂的措施。然而，临时措施的效果有限、运行管理难度大。未来提高安全供水能力，还需要系统性方案，应当系统性地监测生物学指标并设置消毒措施。另外，城市备用水源多为城市水体，突发公共卫生事件时保障率有限，因此在水源难以替代的情况下，用于饮用水水源的水体，应将微生物学指标的监测常态化，强化水厂处理能力和应对突发公共卫生事件的预案，以降低水源生物安全风险。

2. 输配水管网系统的保障水平亟待提升

在突发情况下，需要保障输配水管网系统的安全，尽可能减少管网事故和二次污染，并保障末端供水管网余氯浓度。目前我国重厂轻网仍然是普遍性问题，配水管网往往缺乏足够的水压和水质监测。在配水环节，一般主干管和干管、转压站等情况掌握较好，二次供水泵房及水箱、龙头水的余氯、浊度、pH 等数据不充分。净水厂内的消毒剂投加量，应当以保障用户端需求反推，然而受条件限制只能按经验增加净水厂的消毒剂投加量，这增加了潜在的消毒副产物生成风险。此外，当前我国管网的漏损仍然较为严重，一旦出现负压，则可能造成外水渗入。外水在压力较高的条件下进入并污染给水管网的报道也时有出现，造成严重隐患。因此，未来应强化供水管网的监测以及供水管道管材的更新，并推进末端在线水质监测技术、管网漏损探测技术和末端入流控制技术的研发应用。

3. 水厂排泥水处置应急预案

面对突发公共卫生事件，如果水源或水厂受到污染，污泥将富集致病微生物，成为新的污染源。目前水厂污泥无害化处理尚未得到重视，有些水厂要求生产废水全部回用，不允许建设生产废水排水口。这些情况都难以应对如新冠肺炎疫情等突发公共卫生事件，因此需要强化水厂污泥的无害化处理并制定相应的应急预案。

3.2 科技需求

结合当前饮用水安全保障现状特征和问题短板，面向国家发展战略要求和人民美好生活需要，需要贯彻落实新发展理念，推进当前供水系统升级，推动供水系统高质量发展，构建智能高效、绿色低碳、韧性可靠的饮用水安全保障系统，为老百姓提供更加安全、更加优质的饮用水。饮用水安全保障是一项系统性工作，需要体系化技术支撑。面向未来发展，目前的饮用水安全保障技术体系不足以支撑新时期饮用水安全保障工作需求，需要通过研究明确未来饮用水安全保障科技需求，加强科技创新，推动饮用水安全保障技术体系升级，不断推进饮用水安全保障治理体系和治理能力的现代化。基于当前饮用水安全保障技术体系，面向未来发展要求，饮用水安全保障科技发展需要重点关注以下科技需求：

3.2.1 水质风险评价与水质标准制修订技术

目前世界上水质标准的制修订，多数是建立在对生物和化学物质的风险评价基础之上。我国基于风险评价的污染管理相对落后，在制定相关政策法规时只能参考国外的标准，造成了比较被动的局面。因此，亟需通过借鉴国际先进的方法学体系，结合我国实际情况，建立一套适合我国实际需要的饮用水风险评价和水质标准制修订方法。

1. 高通量水质污染风险筛查技术

水专项研究结果表明，重点流域饮用水水源普遍受到污染，且污染物种类繁多且复杂、微量污染物呈复合叠加态势。内分泌干扰物、全氟化合物等新兴微量污染物频繁检出，但是这部分新兴微量污染物在中国和国际的饮用水标准中尚未涵盖。统计显示，目前的标准检测方法只能涵盖10万余种生产使用化学物质中的5%，而其余的95%是没有标准检测方法的。因此，随着合成化学品的持续发展及新型消毒方式的出现，需要构建新的筛查方法找出水体中存在的新兴污染物结构或者具有毒性效应的污染物，为制定优先控制污染物清单提供基础。

2. 基于系统毒理学的毒性评估技术

由于不同类别污染物引起的生物效应不同，特别是当今广为关注的微量有毒有机污染物引起的生物效应除了传统化学物质管理中所关注的生物死亡、急性毒性和致癌性，其对内分泌干扰物效应等慢性毒性也极为关注。这些慢性毒性作用机制复杂多样，即同一种效应可能由不同作用途径产生，因此，建立基于生物毒性测试的评价指标应同时发展不同测试效应终点的指标方法。

大量的毒理学研究与流行病学调查结果显示，饮用水对人类健康最重要的潜在威胁在于其遗传毒性效应与致癌性。目前认为有关化合物遗传毒性的危险性评估中使用的毒理学试验系统应当充分涵盖与人类疾病密切相关的基因突变、DNA断裂和非整倍体等三个遗传学终点。随着近些年系统毒理学的发展，采用离体细胞高内涵评价方法筛查污染物的毒性能够获得大量数据，通过污染物对细胞形态、生长、分化、迁移、凋亡、代谢途径及信号转导各个环节的影响，确定其生物活性和潜在毒性，该方法具有信息量大、获取时间短的优势。对污染物进行风险评估依赖于毒性数据，实际上这些数据极其匮乏。因此，需要建立能够融合多种毒性终点数据进行综合分析的毒性系统评价方法。

3. 风险比较技术

传统的风险由于评价终点主要建立在个体水平上，不同类型之间的风险不同，不具备可比性，例如发生致癌的风险 10^{-4} 和发生腹泻的风险 10^{-2} 之间并不能直接相比或相加，因为其逻辑终点不同，即癌症和腹泻危害不属于同一类，二者不能直接相加。因此需要在更高的层次建立风险评价方法，个体任何胁迫（污染）响应都能够反映社会系统状态参数的变化，这些指标不仅具有可加性，而且更方便于政策制定和管理。

4. 水质标准制定技术

从水质标准层面上来说，我国饮用水水质标准制定的技术基础薄弱、针对性和可操作性不强、标准错位，难以起到保障饮用水水质安全的作用。我国缺乏持续性大范围的饮用水污染物筛查和暴露评价工作，导致我国在制定饮用水水质标准的过程中缺乏基础数据，饮用水水质标准的制定主要参照国际标准。然而由于国际产业分工和经济发展水平差异大，我国水中污染物具有特殊性，导致照搬国际标准会出现标准不适应实际的情况，主要表现为：一是有污染物却无标准管控。例如，我国一些特有产业（如我国烟花产能占全球90%）污染物在国内尚无相关标准，如高氯酸盐、全氟化合物、新型农药等。这些在全国范围内检出率高、潜在危害大的污染物，在部分流域其浓度已经远超健康基准值，但却没有纳入标准进行监管，特别是新型农药和化学品，每年新增农药品种1700种左右，然而标准却多年无法更新。二是有标准管控却无污染物。在我国大量已经明令禁止且实际已经无法检出的化学物质，却仍在标准之列，持续占用供水水质监测资源。三是低风险污染物却高标准严要求。在标准制定过程中参照国际上最严的标准，对一些健康风险很低的污染物作了过严的规定，徒增检测负担和治水成本。为解决这些问题，需要定期对标准内的指标进行风险评估；对于标准外污染物情况，特别是对新兴污染物和广泛关注的关键指标进行业务性监测积累，为水质标准持续更新提供关键科学数据支持。

3.2.2　水源保护与修复原理和技术

针对我国水资源短缺、水环境污染和富营养化问题日益突出、突发水污染事件频发、水生态多样性退化、饮用水水源地安全保障力度不足等问题，亟需建设饮用水水源水质监控网络及预警系统，研发绿色生态的水源地保护与修复技术，依靠科技创新有效保护饮用水水源。

1. 饮用水水源水质监控网络及预警系统

目前我国饮用水水源保护仍存在较多问题，如水资源短缺、水环境污染和富营养化、突发水污染事件、水生态退化等问题，都是饮用水水源保护面临的主要问题。建设饮用水水源水质监控网络及预警系统，对饮用水水源水质实施动态监控、对突发性水质风险进行准确预警，通过物联网、互联网、大数据技术相结合，跨区域、跨部门协调水源地保护，提高水源地保护监管力度，为各级政府加强饮用水水质监管提供强有力的监管技术平台支持。

2. 绿色生态的水源地保护与修复技术

大力发展绿色生态的水源地保护与修复技术，提升水源地生态健康水平，是水源保护与修复的重要需求。外源性污染物质尤其是氮、磷等营养物质是湖库型水源污染和富营养化控制的关键。对于湖库型水源，面源污染往往是氮、磷等营养元素的主要来源。生物生态修复控制技术是目前国内外普遍采用的富营养化湖库治理技术。生态修复技术主要包括人工湿地技术、前置库技术、缓冲带和水陆交错带技术、水土保持技术、农业生态工程技术等。进一步开展生态修复技术研究，同时结合优化土地利用方式、合理布局生产生活区域，实现湖库型水源地富营养化控制治理是未来饮用水水源保护亟需开展的工作之一。

3.2.3 高效绿色水质净化处理技术与材料设备

当前，饮用水水源复合型污染已经成为我国供水行业面临的现实，饮用水水源中大量常规污染物与微量有毒污染物并存，混合污染物之间的交互、耦合，可能产生联合毒性作用。多种化学品对饮用水水质的混合污染效应逐渐被证实，其潜在的健康影响不容忽视。同时，公众对饮用水质量的要求日趋严格，水质标准要求的指标也变得越来越复杂，这都对水质净化技术提出了新的挑战。虽然随着经济发展和技术进步，我国水质净化工艺在近年来取得了长足的发展，但当前的技术创新往往仅针对单一污染物和水质指标开展理论研究和工艺研发，净水工艺不能有效处理综合性的水质问题。净水工艺虽然满足了水质指标的要求，但也忽视了对水质健康风险因子的控制，不能做到标准—效应的协同调控。同时，处理工艺日趋复杂，净水工艺流程长、药剂投加量大、能耗高等问题，也是我国饮用水科技发展需要解决的重要课题。因此，开发绿色高效的水质净化处理技术与材料设备尤为关键。

1. 高效水质净化处理技术与材料设备

"高效"意味着净水技术能够实现对高风险污染物的精准控制，能够协同调控标准和效应的要求，具有通过简化的工艺解决综合性、复杂性水质问题的能力。虽然不断开发新技术是行业发展的一大趋势，但是，对于混凝、沉淀、过滤和消毒等传统常规处理工艺仍有空间进行优化和强化，从而提高传统净水技术的处理效能，尤其是对复杂水质问题的处理能力。而对于新一代饮用水处理技术的开发，以最少单元、最短流程、最低成本来获得最优水质，是衡量优秀技术的一大准则，是未来净水厂的主导技术模式。此外，应对复合污染，下一代净水技术的开发需要突破现有的以有限指标为依据的水质评价和调控方法的局限，以毒性水平作为决定性的关注因素和工艺各环节安全性的核心评价指标，逐渐建立标准与效应协同调控的水质安全保障体系。其中，识别和精准控制水质安全风险尤为关键。目前，不同学科的交叉融合有望推动饮用水科技创新领域的新变革。现代生物技术、新材料技术等领域的一些前沿科技成果，也为开发能够定向去除水中高风险污染物的水质净化技术指出了新的方向。例如，开发多功能选择性吸附新材料，通过提高吸附能力或阻碍竞争性物质的吸附以提高对目标污染物的去除效率。

2. 绿色水质净化处理技术与材料设备

"绿色"意味着净水工艺的节能低耗，能有效处理水质净化过程中的副产物问题，并且对环境不产生二次污染，在保证环境友好的同时实现工艺设备的成本最小化。强化清洁/可再生能源在水质净化过程中的应用，能够极大地降低处理设备的能耗，例如开发以太阳能为驱动的膜分离技术和太阳能消毒技术等。相对于传统的有机膜技术，陶瓷膜技术由于其材料的可重复利用性，代表了"绿色"膜技术的发展方向。另外，净水工艺中大量化学药剂的投加不仅带来经济压力，更会对环境造成二次污染。因此，研发低投药量的净水工艺也是实现绿色化净水的一大需求。对此，针对不同的水质需求，开发低影响和高功效的药剂，在保障处理效果的同时，减少药剂消耗、避免二次污染；研发无药剂的污染物去除技术，例如强化吸附、膜分离等净水技术。此外，基于信息技术，开发智能化的供水系统，实现对各工艺环节的精准管控，优化工艺运行，也有助于推动净水技术的节能减排。

3.2.4 管网智能低耗安全输配技术与材料设备

我国供水管网等供水基础设施陈旧老化问题日益凸显，供水行业将面临基础设施老化新常态。物联网的快速普及与人工智能等计算机技术的突破，使得供水系统将成为智慧城市的重要组成部分。城镇供水规模进一步加大，更为复杂和开放的系统带来更为复杂的风险因子，面临着更多的如突发污染、管道爆漏等安全性问题，即缺乏面向安全低耗的管网输配与智能管控技术。

1. 供水管网漏损控制技术

我国城市供水管网漏损严重，平均漏损率达到 17% 以上，一些城市漏损率居高不下，与世界先进水平有很大差距。供水管网存在老旧失修、超期服役、管理粗放等导致高产销差问题。现有漏损控制以人工检漏控制为主，信息化和智能化手段支撑不足，漏损检测设备精度不够，漏损管控技术总体比较落后。因此，通过物联网、大数据、人工智能等新技术在漏损评估、已有漏点定位、新增漏损识别、分区计量、压力管理、管网优化维护等方面的有机融合应用，研发高效的新型漏损综合管控技术有很大的科技需求；此外，开发高精度的漏损定位和监测设备，性能稳定的智能远传水表、智能阀门、智能管道，水量、水质和水压综合检测监控预警系统，高效的漏损管控软件，是有效开展漏损控制工作的基础；针对城市老旧管网的更新维护需求，亟需研发管网健康无损诊断设备，通过对在役管网进行全程跟踪检测和安全风险评估，制定经济可行的城市供水管网维护方案（包括近期及长期的更新改造规划、管网日常维护措施及局部损毁管线修复方案），从而达到主动管理、有效预防的目的，大大减少漏损爆管等的概率。

2. 供水管网智能调度技术

城市的飞速发展以及不断增长的供水规模，导致供水系统运行复杂性不断增加，传统的根据经验的供水系统调度与管理模式面临严峻的挑战。供水系统调度是在常规条件下保证用户水量、水压、水质的前提下，通过优化泵阀的设置，节约供水系统的能耗，使管网压力分布更均匀，从而提高供水管网的可靠性，而且能使供水系统在突发事件下进行应急调度，作出最优的应急响应决策，最大程度降低突发事件的影响程度。因此管网调度一直是供水企业关注的重点之一，也是将来供水企业最实用、最能产生经济效益和社会效益的技术。但是目前国内的供水系统调度还处于经验调度、计算机辅助调度的水平，距离智能决策、自动控制、无人值守的阶段还有很大距离。供水系统调度通过预测下一个调度时段的用水量，基于优化模型选择可靠性、经济性最优的调度方案。城市供水管网的优化调度和自动化运行是智慧水务的重要方面，通过结合现代控制理论、优化方法以及计算机技术，对管网中的各级泵站、储水设施和阀门等进行优化控制，建立合理、科学、可靠、安全的现代智能供水管网优化调度管理系统，实现城市供水管网的安全、可靠、低碳运行。

3. 供水管网水质保持技术

城市供水管网是一个巨大的水质反应器，出厂水在管网输配过程中经过复杂的物理化学生物反应而导致水质下降。例如，管网输配过程中腐蚀层的金属离子释放导致管网水及龙头水色度、浊度升高是影响管网水及龙头水水质的重要因素；随着金属颗粒物释放，附着在管壁上的生物膜会脱落进入管网水体，由于微生物易于粘附在颗粒物上生长，使得微生物很难被传统氯消毒剂灭活，造成管网水及龙头水中微生物尤其是致病菌风险显著提高；为了控制微生物生长，需投加高浓度氯特别是在管网中维持较高余氯浓度，但是会导致大量消毒副产物生成。而且由于埋在地下的城市供水管网内部环境过于复杂，到目前为止，可以用来准确描述指示管网水质变化的各类指标如何在管网中迁移转化的微观模型仍有待发展。因此，一方面亟需研究污染物等在管网中的生成转化机制，建立适合不同管材和地域的管网水质变化模型和调控技术；另一方面，研发清洁卫生的管材和智能的管网水质清洗技术与设备，对于确保管网水质稳定意义重大。

3.2.5 基于大数据的全过程精准监控技术

在我国工业化、城镇化和市场化快速推进的大背景下，水环境污染尚未得到根本性遏制，水体污染物种类繁多，新兴痕量毒害污染物不断被检出，水质污染呈现复合性、复杂性和多变性等特征，水源突发性污染事件时有发生，饮用水安全保障的形势依然严峻。仍需持续开展水系统全过程水质精准监控技术研究，提升水质监测预警技术能力，完善水质检测方法标准、规范，构建全流程、多维度水质监测保障体系，为实现饮用水"从水源地到水龙头"全过程精准监管及"让人民群众喝上放心水"提供有力支撑。

1. 全流程水质检测技术

随着水专项研究成果的推广应用，我国现今水质检测技术研究和应用有了较大改善，但在技术发展与应用方面仍需不断发展与进步。一是检测技术方法方面，水环境中的污染物多以微量、痕量、超痕量存在，受到复杂环境影响，以不同形态存在且各形态的毒性水平不同，一定程度上增加了分析检测的复杂性。现有监 / 检测技术存在水质精准性低，特别对低浓度（ng 甚至 pg 级）、毒性大的痕量污染物鉴定能力仍有待提升等问题，无法实现快速、准确识别供水系统的水质风险及潜在威胁。二是仪器装备配备方面，目前的检测技术和方法多以仪器分析法为主，然而我国的检测仪器设备及配套耗材国产化程度低，高分辨精密仪器的核心部件基本依赖进口，增大了检测成本。应优先研制具有自主知识产权的监测设备或其核心部件，提高样品预处理装置及标准物质国产化配套能力，研发中高级别精度的光谱、色谱大型检测仪器。以国产化设备逐步代替进口设备，从而降低检测成本。

2. 基于大数据的水质预警技术

随着信息技术在供水行业的深入应用，以及各种传感器的广泛应用，供水相关数据由原来普遍的以纸质方式保存变为以电子化的方式存储，并且数据的数量以极快的速度增加。同时随着经济社会发展水平的不断提高，城市供水管理水平和管理方式也面临更高的要求。城市供水数据具有多源异构、数据量大、结构多样、利用率低、交互能力差等特点，系统间存在信息壁垒和数据孤岛现象。为充分挖掘历史数据的信息价值，发挥其作用，需要利用大数据技术加强预警技术研发，提高数据利用水平和预警能力。首先需从技术层面突破数据屏障，深度挖掘数据特征，用于全流程供水系统精准监管与预警。与传统数据管理相比，大数据具有规模海量、分析预测和辅助决策等特点，能够更好地帮助政府部门实现城市供水全过程智慧化监管。在技术层面充分利用智能技术、云计算技术，构建全流程大数据系统。大数据技术可以分析城市供水全过程中的海量数据，并对其潜在信息进行深度挖掘，协同分析多种数据关系，有效监管城市供水情况并及时做出预警。强化大数据分析和挖掘工作，推进"数据驱动"治理方式，使供水全过程监管从粗放型向精细化、精准化转变，从被动响应向主动预见转变，从经验判断向科学决策转变，有效提高政府对城市供水全过程监管能力和供水安全应急保障能力。

3. 水质监测标准化体系建设

我国水质检测技术和预警技术不断发展与成熟，然而质量标准与技术标准衔接不到位、更新不及时，限制了技术的全面应用与普及，标准化建设成为主要任务。标准化建设方面主要存在水质标准指标选择和限值设定不合理、水质检测方法标准更新不及时、新技术的标准化进程慢等问题。根据我国水行业监测预警能力建设的需要，紧跟我国标准化工作改革步伐，围绕实验室定量检测、不明污染物分类解析、快速监测识别、水质预警等方面技术标准化建设需求，在补齐短板的基础上提升新技术新装备标准化能力，构建涵盖国家标准、行业标准、地方标准和团体标准等多层次的检测技术标准和工程技术规程，逐步完善水系统水质监测方法标准体系，不断提高我国水质监测能力和水平。

3.2.6　韧性可靠的供水系统规划设计和优化运行技术

未来我国供水基础设施将逐步进入老龄化阶段，供水系统韧性逐步降低，供水将面临系统性安全风险。同时，全球气候变化、经济社会发展、突发公共卫生事件等带来的外源不确定性和施工质量、管材质量、维护水平等内源不确定性日益增多。我国对供水系统韧性的认识还处在初级阶段，缺少系统性的理论认识和技术方法，难以支撑新型供水系统的构建和新时期对饮用水安全的民生要求。开展系统性的韧性评估理论、技术和应用工具研究，对于逐步建立基于韧性的供水系统运行管理工作及提高安全供水保障能力具有重要意义。

1. 韧性供水系统规划设计技术

供水系统韧性是指供水系统在受到结构性和非结构性冲击时，仍能满足供水压力、水量和水质要求的能力，一般用来表征供水系统应对突发事件或冲击负荷的能力，也用来阐释供水系统能够应对多大规模或程度的冲击负荷。结构性冲击一般指导致供水系统或某一单元发生结构性变化，部分丧失供水能力的事件，如爆管、地震、恐怖袭击等；非结构性冲击一般指外部或内部因素导致的供水水量或水质变化所带来的系统负荷的变化，如需水量或时变化系数增大带来的冲击。

地震和泥石流等自然灾害、人为造成的突发事故、全球气候变化引发的极端天气，以及突发公共卫生事件等引发的不确定性风险，都会给城市供水系统带来巨大冲击。如果应对不当，会对城市社会经济和人民生活带来重大危害。

长期以来，我国供水安全目标主要以供水水源保证率进行评价。供水系统规划设计仅考虑系统冗余量，对系统韧性设计考虑不足，难以有效抵抗重大事件不确定性风险带来的冲击。而在这方面的理论和技术研究，我国目前基本处于空白状态，亟需开展供水系统的韧性评估理论和规划设计技术研究，这对于提高安全供水保障能力具有重要意义。

2. 韧性供水系统优化运行技术

供水系统建成后，在长期运行过程中还面临着供水水量变化、系统结构调整（如二次供水改造等）、安全保障能力降低等不确定性风险。另外，我国供水基础设施将逐步进入老龄化阶段，供水系统韧性逐步降低，供水将面临系统性安全风险。因此，需要研发供水基础设施的全生命周期运行管理技术，研究供水系统的优化运行和动态完善技术，逐步建立基于韧性的供水系统运行管理规程，最大限度保障其在运行期间的韧性可靠，这是未来研究的重要方向之一。

第4章 我国饮用水安全保障科技发展战略

4.1 战略目标

自国家水专项实施以来，以保障终端用户饮用水稳定达标为目标，开展了饮用水安全保障工程和管理技术研究，构建了我国从源头到龙头的饮用水安全保障技术体系，通过示范与推广应用，有力支撑了国家饮用水安全保障规划的实施，整体提升了我国城乡供水的安全保障水平。

进入新时代，为了满足人民日益增长的美好生活需要，提出饮用水安全保障中长期科技发展总体战略目标，即面向当前和未来饮用水安全保障问题和挑战，聚焦国家经济、社会、人文、科技发展对新时代饮用水安全保障提出的新需求，在当前饮用水安全保障技术体系的基础上，通过科技创新，进一步补齐技术短板，并与物联网、大数据、人工智能、新材料和生物技术等新兴科技充分交叉融合，构建具有前瞻性的现代化饮用水安全保障技术体系，支撑我国饮用水安全保障治理体系和治理能力实现现代化。

针对上述总体目标，制定三阶段实施策略：

第一阶段：到2025年，推进饮用水安全保障技术体系的标准化、绿色化和数字化。研发水中高风险污染物识别和复合污染水质健康风险评价技术，建立水质健康风险评价标准体系；研发针对目标污染物高效去除的绿色技术和工艺，提高饮用水安全保障技术和产品的成熟度，推进技术成果和产品的标准化和推广应用；以供水系统数据挖掘为核心，构建智能化的水源保护与调控、净水厂精细化管理和供水管网漏损与能耗控制技术。

第二阶段：到2030年，推进饮用水安全保障技术体系的智能化和关键设备材料的国产化，完善水质评价标准的规范化。完善城镇供水系统智慧水务建设，实现城镇供水系统的智能化运行和管理；实现多水质指标高性能在线监测预警设备和智能化控制设备与系统的国产化；构建优质饮用水评价指标体系；建立涵盖指标体系、系列国产化装备和智能化运行管理技术的优质饮用水安全保障系统。

第三阶段：到2035年，构建智慧高效、绿色低碳、韧性可靠的饮用水安全保障技术体系，基本实现饮用水安全保障技术体系的现代化。构建面向健康风险管控的饮用水水源监测—预警—调控—修复技术体系与技术规范，建成实时监测—模拟—评估—绿色生产—预测—决策于一体的智慧供水管网管理平台，实现供水系统的智慧管理。

4.2 基本思路

紧紧围绕"新时代、新思想、新征程"总目标，聚焦国家科技、经济、社会、人文发展对新时期饮用水安全保障提出的新需求，以"补短板、促转化、谋革新"为发展战略，在水专项取得成果的基础上，充分结合现代科技在新材料、生物技术、传感技术方面的新进展，补齐在供水系统绿色生产方面的短板；进一步提高水专项研发的关键技术和产品的成熟度，突破膜、在线检测仪器和控制技术等方面的"卡脖子"技术，实现关键技术和产品的国产化，促进技术成果的转化和推广应用；通过科技创新以及与大数据、物联网和人工智能技术等新兴科技融合发展，谋划智慧水务技术革新。重点从标准化、智能化、绿色化和韧性化四个方向，深化发展饮用水安全保障技术，构建现代化的饮用水安全保障技术体系，推进饮用水安全保障治理体系和治理能力的现代化。

4.3 总体布局

4.3.1 基础研究

（1）完善饮用水健康效应评价指标体系，为更科学合理地制定生活饮用水卫生标准提供支撑。开展基于综合毒性的饮用水健康效应评价指标体系研究，科学评价水质健康风险；开展基于生物毒性测试的水质标准制定方法研究，构建生物毒性与化学污染物含量水平相结合的水质风险评价模型，构建基于不同作用机制的饮用水健康效应评价指标体系及监测规范。

（2）探究绿色高效净化材料的制备与作用机理，构建基于目标污染物靶向去除的绿色高效水质净化新技术。建立目标污染物与絮凝形态、吸附活性、催化位点相匹配的作用关系，探明凝聚—吸附、混凝—催化协同作用的微界面过程机制，研发可高效去除目标污染物的强化凝聚—吸附方法。研发新型"功能化"膜材料，探索通过附加其他功能，在膜滤过程中实现其他污染物去除与转化的过程与机制。

（3）完善管网水质变化规律的研究，丰富管网水质保持的理论与技术。探讨管网水中可能存在的微量污染物与管网颗粒物之间的相互作用及其在管网传输过程中的影响机制，明确消毒副产物受管网输配过程因素影响而转化的机制。

（4）开展涵盖水源、处理工艺和输配管网的韧性评估理论研究，阐明节点水量、管线水力状态等对气候变化、社会经济变化等条件的响应机制。

4.3.2 应用研究

（1）基于现代检测技术，研发水质综合毒性分析、多水质参数检测技术与装备。研发基于细胞和分子水平测定为代表的高通量离体测试技术；研发具有高选择性、高特异性的毒性物质甄别技术；构建覆盖水源、水厂、管网等供水全流程的多层次污染物鉴定、非目标污染物筛查、污染物总量评价、水质综合毒性分析、多方位水质检测技术。

（2）研发基于物联网和大数据的新兴污染物溯源技术，完善以风险控制为核心的水源水质高效监测预警和控制技术。构建面向健康风险管控的饮用水水源监测—预警—调控—修复技术体系；构建以水源水质数据分析为核心的现代化水源保护与水质控制技术体系。

（3）基于现代材料科学的进展，研发新型绿色高效净水材料，丰富与完善净水技术、材料与装备。研究在常规或强化常规水处理工艺基础上采用新型氧化、吸附、膜滤及其组合方法，实现对高风险污染物或复合污染物及其毒理效应高效去除和控制的水质净化工艺；研发高效还原、高效吸附等去除新型持久性污染物的新技术与工艺；研制具有对污染物选择性去除的功能膜、环境响应功能膜、催化功能膜等。

（4）完善管网智能监测与优化技术，实现管网输配的高效、低耗与漏损控制。重点突破基于大数据的漏点区域定位技术、基于声信号或磁信号等的漏点智能探测技术、基于压力优控的区域降漏技术等；构建管网爆管实时监测与定位系统；研发基于数据驱动和微观水力学的管网智能调度技术，重点突破基于漏损和能耗控制的在线泵阀联合调控算法和实时控制技术；研发在役管网韧性快速评估方法，开发水源—水厂—管网全系统韧性评估技术。

4.3.3　设备材料产业化

（1）新型绿色高效水质净化材料的产业化。针对不同的水质净化处理需求，开发具有高选择性的水处理专用系列化绿色净水药剂、系列化绿色脱水药剂、系列化绿色阻垢药剂及缓蚀剂，实现水处理过程中从药剂生产到污染物靶向精准去除的全链条绿色安全生态化。

（2）高效水质净化装备的产业化。开发基于强化吸附、强化富集、催化降解、高级氧化或生物转化等多原理协同的多功能耦合新材料及其智能化模块装备，并实现其产业化。针对不同的原水水质及出水要求，研究更加经济、高效、可行的多种膜法组合技术，优化工艺参数，提升膜组件制备工艺及运行维护水平，发展组件和系统配置技术，加强对膜污染控制和膜清洗新技术的研究和实际推广应用。

（3）高效精准检测设备的产业化。开发具有自主知识产权的漏损爆管监测、定位与控制设备；开发水中复合污染毒性效应检测及高风险因子筛查仪器，提高在线装备国产化水平，实现高精度在线监测及设备自主产业化；开发覆盖水源、水厂、管网等供水全流程的多层次、多方位水质检测监管平台。

4.3.4　行业发展

（1）全面提高我国城镇供水行业整体的现代化水平，提高供水行业智慧化生产、智慧化经营、智慧化管理和智慧化服务的水平。依托现代信息技术、通信技术、网络技术、遥感技术、大数据和云计算技术等技术，构建供水系统现代化管理平台，实现信息共享、环境监管、风险预警与应急处理等智慧化管理，为供水生产管理、效率提高、工艺改善等提供决策支撑，实现全业务、多源数据一体化评估，提高质控考核、规范化考核、水质公告、效能评估、水质督察、应急保障等方面的智慧化水平，推动行业发展的现代化进程。

（2）提升供水设备的国产化水平，优先配置集成优势资源，围绕现代水质检测技术与设备、高效绿色水质净化药剂、材料与净水设备，以需求推动我国供水行业工程科技发展，并带动检测、材料、传感和控制等多学科、多领域的交叉融合。促进供水行业及其上下游产业群的集群发展，实现供水行业工程科技的重大跨越。

（3）回应公众对饮用水安全健康要求的提升，推进达标饮用水向优质饮用水提升转变，提升公众对供水行业的认可度。构建基于不同作用机制的饮用水健康效应评价指标体系及监测规范，实现供水水质的提升；构建经济有效的管网优化维护决策支持系统，实现管网系统从事故抢修到提前预防和风险管理转变；研究管网事故的快速高效应急处理技术，提高供水系统在自然灾害、突发污染等情况下的供水能力；开发二次供水一体化管理技术，确保"最后一公里"供水安全。

4.4 重点方向

4.4.1 标准化

开展水专项科技成果评估验证，推进成熟技术成果和产品标准化，更新和完善饮用水安全保障规划设计、运行管理和设备材料产业化方面的标准、规范和指南，发展和完善饮用水安全保障标准规范体系，推进饮用水安全保障工作的标准化和规范化。

4.4.2 智能化

主动适应未来生产组织精细化、网络化、智能化和便捷化的发展要求，加快物联网、互联网、大数据、云计算、区块链、人工智能等新兴技术与饮用水安全保障技术的深度融合发展，发展饮用水安全保障智能技术，增强饮用水安全保障迭代升级的灵活性和可靠性，推动饮用水安全保障智能化升级。

4.4.3 绿色化

主动贯彻绿色发展理念，落实到供水系统规划、建设、运行和管理全过程，实现绿色生产和绿色生活。与材料科学和生物技术融合发展，研发绿色、高效、少药耗的新型净水技术工艺。充分利用物联网、大数据、云计算、新材料等技术成果，研发新型管材、高效检漏设备、传感器等产品设备，发展管网漏损检漏和修复技术，促进管网节能降耗。

4.4.4 韧性化

改变以往饮用水安全保障被动地应对灾害的做法，强化供水系统面对灾害的预防、准备、响应及快速恢复能力。发展和完善供水系统韧性保障理论，研究基于韧性的供水系统规划、水源管理、水厂—管网和全系统韧性评估技术，建立供水系统韧性评估指标体系，开发水源、水厂、管网等韧性提升技术，提出供水系统韧性提升的措施建议，全面提升供水系统应对结构性和非结构性冲击负荷的能力。

第 5 章　饮用水安全保障科技发展重点任务

　　针对我国饮用水安全保障面临的形势和科技发展需求，以提升我国城乡供水安全保障能力为目标，以"补短板、促转化、谋革新"为发展战略，围绕饮用水水质评价基准、水源水质监测及预警技术、水质净化技术、管网安全输配技术和供水全流程监控等关键领域，开展基础研究和技术研发，实现饮用水安全保障技术的标准化、智能化、绿色化和韧性化，推进我国供水行业的发展并服务于社会经济发展建设。面向 2035 年，我国饮用水安全保障领域的科技发展重点任务如下：

5.1　构建现代化饮用水高风险筛查体系

　　攻克一批与饮用水标准密切相关的高风险污染物筛选、毒性测试等关键支撑技术，开发污染物毒性数据稀疏条件下水质健康风险评价技术，筛查和发布一批能够支撑我国供水安全管理的饮用水优先控制备选清单，构建符合我国国情的饮用水水质安全评价指标体系，逐步形成完善的饮用水水质标准制定理论、技术与方法学和支撑平台。

5.1.1　水质健康风险评价与高风险污染因子识别技术

　　随着我国水质复合污染问题的加剧和对水质健康要求的不断提升，构建基于人体健康数据和符合我国水环境管理需求的饮用水评价指标体系是迫在眉睫的重要任务。研发复合污染背景下的水质健康风险评价技术并识别高风险污染因子是构建饮用水水质标准及标准体系的基础。

　　开展饮用水复合污染物联合致毒机制研究；突破高风险污染物筛查、国际通用模式生物、生物毒性测试技术、暴露评估等一批饮用水水质标准关键支撑技术；构建适用于我国人群特征的水质健康风险评价方法学和风险比较技术；整合分析化学和生物学检测的环境分析方法，利用 USEPA 的毒性鉴定评价（TIE）方法和欧盟的效应导向分析（EDA）方法及有害结局路径（AOP）方法等进行污染物健康风险评估，识别我国饮用水风险因子和健康风险；提出优先控制的污染物及排序，为饮用水水质标准的修订、发布和综合应用提供依据和支撑。

5.1.2 优化饮用水口感等感官指标标准

目前我国饮用水卫生标准的制定多以控制病原微生物和有毒化学物质为目标,绝大部分水质指标都是上限值。随着人民群众生活水平的提高,对饮用水硬度、口感等感官指标以及人体必需微量元素指标也提出了更高的需求。在确保饮用水"口感"的前提下,健康的饮用水应含有适当浓度的钙、镁离子和总溶解固体(TDS)。在评估饮用水健康效应的基础上,开展人体必需微量元素及影响饮用水感官指标的相关研究,在饮用水水质标准中逐步增设部分指标下限值,为提高饮用水品质、优化饮用水口感等提供理论依据。同时,针对不同人群的个体差异,开展个性化饮水方案的研究,满足不同人群对优质饮用水的不同需求。

5.1.3 建立饮用水污染物基础数据库

目前,我国现有水质标准主要参照发达国家的标准制定,科学依据不充分。在水质标准的研究方法中,污染物毒性等基础数据是关键。在污染物基础数据的获取方面,我国尚缺乏相关的数据库平台。在此背景下,需通过实验研究、文献资料调查整编等方法,积累一批我国饮用水环境中优控污染物的基础数据,主要包括污染物分布数据、国际通用模式生物毒性数据、本地物种生物数据、模型预测数据、人体健康暴露参数和流行病学基础数据,逐步构建能够支撑饮用水水质标准的污染物基础数据库。

选择采用非定向和定向筛查相结合的办法,对我国主要流域和地区饮用水中污染物进行全面掌握,为我国水质标准的可持续修订提供前瞻性的数据支持,并构建我国现存化学物质信息数据库和检出数据库,为优控物质筛选和水质标准制定提供前瞻性依据。通过构建饮用水污染物细胞毒性、遗传毒性和内分泌干扰物效应评估指标方法,针对细胞毒性、遗传毒性和内分泌干扰物效应等具有多层次、多位点的特征,构建以分子标记物、细胞标记物为主要测试终点的饮用水中微量污染物的健康效应评估成组测试技术。进一步构建我国现有化学物质结构数据库,并基于环境中检出频率高的污染物,收集或基于计算毒理学形成化学物质的毒性数据库,为污染物的非定向风险筛查提供毒性数据,并构建毒性数据综合评估系统,为风险筛查提供科学基础。

开发污染物质高通量分析技术,并结合高分辨气相色谱—质谱、高分辨液相色谱—质谱等先进分析技术,对我国饮用水中污染物进行高通量分析识别,建立污染物基础数据库,选择高检出高浓度污染物基于我国居民饮水习惯进行风险评估,形成风险评价模型软件化,提出基于中国人群饮用水污染的健康风险评价的优控污染物筛选导则,并制定相应的优控污染物筛选清单。

5.1.4 建立饮用水水质标准管理应用示范平台

我国现行的《生活饮用水卫生标准》GB 5749—2006与WHO及一些发达国家的水质标准都非常相近,有部分指标甚至优于一些发达国家。从各项限制指标来看,我国的国家水质标准已经与国际接轨，处在国际前沿，但不少情况下饮用水的实际水质指标却很难满足相关国家标准的要求。考虑到我国经济发展的区域不平衡性在未来一段时间内仍将存在，我国饮用水水质标准的重新修订应更多地考虑我国的实情，根据各区域水源特征和问题制订差异化的水质标准。开展饮用水水质标准管理适宜性研究，搭建基于水质标准的技术服务和日常管理平台；建立饮用水水质标准领域的国际合作交流平台，促进我国和其他发达国家饮用水水质标准数据的互联互通。

5.2　建立绿色生态水源调控修复及管控技术体系

饮用水水源水质改善是饮用水安全保障的前提与基础。我国许多饮用水水源都表现出明显的复合污染特征，对水源地修复与水质改善提出重要挑战。研究水源绿色生态修复技术，构建智能化水源风险管理与控制体系，对水源水质保障意义重大。

5.2.1　水源绿色生态修复技术

开展水源地水环境、水生态调查，全面了解水源地的生态环境问题。结合我国水源地生态结构和特点，建立一套水源地生态调查指标体系和国家标准。针对水源风险，开展水源风险控制研发，发展复合污染水源生态修复技术，研发复合污染水源原位生态净化技术。开展生态湿地、生态护岸、水体曝气、生态浮岛、入河前置库等生态修复工程技术研究推广。发展水源优化配置与保护技术，在水源风险评估的基础上，研发常规水源、备用水源、战略水源优化配置技术，形成区域不同层面的饮用水安全保障格局和水源保护规划。根据我国不同区域的自然特征，研发基于自然过程的微污染水源预处理技术。

5.2.2　智能化水源风险管理与控制体系

探究不同类型水源地水质转化规律，研发以风险控制为核心的水源水质高效监测预警技术；研发地表水—土壤—地下水跨界面物质传输智能识别技术，研究以地表水—地下水空间水汇聚点为核心控制点的区域水质水量多级调控与生态修复技术与策略，实现跨介质的物质流通量智能化监测与解析、多尺度区域地表水—地下水水质水量协同控制；完善备用水源构建与快速响应技术，构建面向健康风险管控的饮用水水源监测—预警—调控—修复技术体系，建立水源水质改善与保护的技术规范。

探索构建以水源水质大数据分析为核心的现代化水源保护与生态修复技术体系。依托多元遥感技术、大数据挖掘、云计算技术等现代化技术，研发低成本、基于物联网的立体监测系统与模型，构建环境综合管理业务化平台，实现信息共享、环境监管、风险预警与应急处理等智慧化管理。

5.3 研发高效绿色水质净化处理技术与材料设备

引入新材料等领域的先进技术，与饮用水领域的技术融合发展，研发高效绿色的水处理技术和装备，实现常规水处理工艺的强化和优化、指标与效应的协同、装备的绿色和低耗等是给水行业未来发展的重要任务，也是主要发展方向。

5.3.1 优化强化常规工艺

开发新一代净水技术不单单是开发新型处理工艺，对现有工艺特别是传统常规工艺进行升级改造也是一项重要内容。对传统常规工艺进行技术创新挖掘，提升其对污染物的去除效能，优化和强化常规工艺对复杂污染问题，特别是高风险污染物的处理能力，使得现有工艺在尽量不需添加新的构筑物的前提下，经济合理地控制有毒有害污染物，有效降低后续深度处理工艺的负荷，并简化净水工艺流程。

常规处理工艺中对有机物去除起到主要作用的是混凝工艺单元，强化混凝则是采用一定的措施，确定混凝的最佳条件，使得混凝效果最优，最大程度上去除污染物，尤其是有机污染物。除了优化工艺运行条件，与吸附剂开发类似，需要研究对高风险前体物具有针对性的强化凝聚方法，特别是可以通过结合新材料技术、耦合新工艺等方法，不断创新工艺，逐渐建立以高风险污染物控制为目标、共存前体物协同去除的强化絮凝新技术。

过滤工艺的优化同样是常规给水处理控制出水水质的关键任务。充分利用新材料技术特别是纳米科技对滤料进行改性，开发更具多功能的新型滤料，对于提升给水处理工艺水平意义重大。

5.3.2 指标与效应协同调控的水质净化技术

开发水质污染的毒理效应及风险因子识别技术，完成水质联合毒性评价，筛选出诱导产生毒性的关键污染物并确定风险因子。在此基础上，以水质标准和关键毒性指标为调控核心，结合新材料和新方法，开发针对导致毒性效应的高风险污染因子的精准控制技术。

为应对综合性、复杂性的水质问题，开发多功能、选择性的净水工艺，如结合人工智能、纳米新型材料、清洁能源等各领域前沿技术，研发具有高选择性的膜分离技术、具有多功能选择性的新型吸附—催化材料、基于选择性氧化剂—自由基的新型氧化工艺等。其中，膜作为未来最有潜力的技术是研发的重点，其技术创新可以从多个方面开展，包括开发高性能、抗污染、低能耗的新型膜材料，加强对膜污染控制和膜清洗新技术的研究与推广，研究更加经济、高效、可行的多种膜法组合技术，提升膜组件制备工艺及运行维护水平，发展组件和系统配置技术等。

5.3.3 水质净化技术与装备的绿色低耗化

强化绿色低耗化技术装备的任务重心在于不断强化清洁／可再生能源，包括太阳能、风能和核能等在净水工艺中的应用，突破利用清洁／可再生能源的关键材料技术瓶颈，研

发清洁 / 可再生能源驱动的膜分离技术、脱盐淡化技术等，如膜蒸馏（MD）技术、太阳光催化消毒技术等，降低净水工艺能耗。

针对不同的水处理需求，结合新材料技术、现代生物技术等前沿学科，在混凝、吸附等水处理理论不断创新的基础上，开发多元复合的高效绿色净水药剂，如低度的钛盐混凝剂等，使得药剂应对复杂水质问题时具有多功能性和高选择性，降低药剂消耗、减少二次污染，实现水处理过程中从药剂生产到污染物靶向精准去除的全链条绿色安全生态化。除了混凝剂、助凝剂，消毒剂是净水厂药剂消耗的另一大主要来源，并可能产生具有毒性的消毒副产物。研发具备广谱性、低副产物产生和持续消毒能力等优点的无药剂安全消毒技术，如太阳光消毒技术和 UV–LED（紫外发光二极管）消毒技术等无药剂消毒技术，可降低净水厂药耗，并消减处理工艺可能导致的健康风险。

供水行业资源损耗主要分为水、电、药。水损耗的主要原因是跑冒滴漏等；电耗主要来自水厂内水泵和配套电机的工作，以及二次供水；药耗则主要来自净水处理环节中混凝剂、消毒剂等的投加。未来需要在"智慧水务"的框架下，实现对供水全流程的精准管控，优化全系统用能。同时，需要综合运用物联网、云计算与大数据分析等信息技术，逐步建设智慧供水整体架构，实现对供水系统的智能监控，从而节水降漏、优化水泵机组运行并实现药剂的精准投加，最终有效降低供水各环节的能耗。

5.4　研发智能低耗管网安全输配技术与材料设备

供水管网作为城市的重要基础设施，其安全可靠运行是人民正常生产生活的最重要保障。构建智能供水管网系统，开展供水管网漏损控制和节能降耗，提升供水管网优化运行维护和防灾减灾保障能力，确保供水管网水质，是未来饮用水安全保障科技发展的重要任务之一。

5.4.1　供水管网漏损控制和节能降耗技术

结合人工智能技术开展基于声信号、磁信号等的漏点智能探测技术的研究，研发具有自主知识产权的高精度探漏设备、无损健康检测设备；研究基于大数据的漏点区域定位技术、基于分区计量与压力优控的区域降漏技术；构建漏点区域定位与精确探测协同、真实漏损与表观损失同控的漏损高效管控体系；研发基于管网压力和流量数据突变识别的爆管监测算法，构建管网爆管实时监测与定位系统，研究爆管影响分析和修复方案。

基于人工智能算法研发供水系统总体用水量和不同类型用户用水量预测算法，研发基于数据驱动和微观模型的管网智能调度技术，重点突破泵阀联合调控技术，实现管网整体压力均匀、漏损和爆管降低、可靠性提升、供水能耗降低等目标。研发基于供水全过程的能耗优化控制技术，打通二次供水泵站、增压泵站、水厂泵组、水箱等环节，研究最新优化算法和自动控制技术的实际应用以及供水系统自动调度的安全防护，彻底实现供水系统从计算机辅助调度到自动调度的转化。

研发云计算与边缘计算相适应的漏损控制与节能降耗算法与设备。由于边缘计算的数据特征与传统的云计算有很大不同，因此需要对边缘节点和云计算中心针对性地开发相应的算法。一方面，边缘节点直接对原始数据进行加工处理，属于轻量级运算，并且边缘设备的运算与存储能力远远弱于云计算中心，因此需要针对性地开发轻量级的算法。另一方面，云计算中心处理的是边缘设备加工后的关键数据，数据结构与特征有很大的不同，因此需要针对数据特征开发相应的漏损或调度降耗算法。此外，现有的监测设备往往只具有数据采集功能，难以满足边缘计算的需求。研发可编程智能终端设备，将边缘算法写入智能终端，对边缘计算提供支持。

5.4.2 供水管网水质保持技术

研究管网水中致色颗粒物生成的金属元素形态转化机制、条件致病菌的生长、新型污染物等在管网中的生成转化机制，考虑管网中管径、管材、流速、管龄、管壁粗糙度、温度等因素的动态影响，建立适合不同管材和地域的管网水质变化模型，特别是建立适合于计算机模拟计算的余氯动态衰减模型和消毒副产物生成模型。

研发针对大型管网的高效准确的水质变化计算机模拟算法。在供水管网实时水力模型研发的基础上，研发基于多参数水质在线监测的管网水质模型高效校核算法，形成具有自主知识产权的管网水质计算模拟程序，突破长期以来水质模拟不够准确，无法应用于实际生产，工程应用价值不大的行业困境。

开发厂网协同的水质保障技术，研究水处理工艺对管网水质生物和化学稳定性的影响，研究管道腐蚀及生物化学稳定性控制技术，提出基于龙头水水质目标控制的出厂水水质控制标准和处理工艺；研究多指标水质监测技术、优化布设技术和基于多源数据融合的水质预警技术，实现管网水质诊断追踪和水质风险评价；提出基于龙头水安全保障的水厂—管网—二次供水协同控制技术，最终形成基于营养物质控制、绿色消毒、水龄优控和管道清洁的管网水质保持技术，更好地确保管网水及龙头水水质安全。

5.4.3 供水管网优化维护与防灾减灾应急保障技术

基于管道故障数据统计分析的在役管网健康诊断技术研究，重点围绕管材、管龄、管道基础条件、水力输送能力、管网水压水质监测情况、道路交通荷载特征及其变化、用户反馈、历史漏损信息等数据信息，利用统计及数据整合手段，实现管道健康水平的诊断、预测及评价；结合现有电磁学、声学、结构动力学等领域的无损健康检测技术，研究无损探伤技术对于不同管材埋地管道的损伤识别能力和适用性，通过进行基于信号处理和数据挖掘的结构损伤反问题理论研究，发展和完善埋地管道无损探伤技术；城市在役管网健康度评价指标体系研究，从区域管网到具体管道构件等不同尺度范围对管网健康度进行判定和评价，包括管道结构风险评估、水力风险评估、水质风险评估、外界环境风险评估。构建基于大数据分析的管网健康评估体系。

以提高管网用户水质达标水平和水压保障能力为目标，综合考虑节能降耗及故障管道的可能影响，开展改造管道或管道改造区域的排序优化及特定改造管道组合方案下的管径优化技术研究；开展基于水压保障的管道增压设施布置及选型优化技术研究。针对城市密集区加压泵站设置困难的问题，开展管道加压设施替代加压泵站的技术可能性及适用性改进研究，开展协同现有管网加压泵站运行能力的管道加压设施布点及选型优化研究；开展基于水质保障的局域管道强制循环设施布置及选型优化技术研究。针对城市扩展地区用户用水量标准低、间歇性用水特点明显所带来的水质恶化隐患，开展局域管道强制循环设施用于解决小流量滞留管道水质安全问题的技术适用性研究，并开展协同局域管道用水过程的管道强制循环设施布点及选型优化研究。

研究管道非开挖原位快速更换与修复技术、新型健康智能管材，研发供水管网全生命周期成本风险管理的优化维护决策支持系统，实现管网系统从事故抢修到提前预防和风险管理转变；研究管网事故的快速高效应急处理技术，提高供水管网的可靠性和韧性，提升供水系统在自然灾害、突发污染等情况下的抗风险能力。

5.4.4　智能供水管网系统构建技术

研究涵盖水力水质模型、监测预警、漏损控制，优化调度的供水管网智能决策系统。重点集成传感器监测网络、信息通信技术、大数据分析、人工智能、高精度实时管网水力水质模型。研究基于在线数据融合的管网实时水质模型构建技术，重点突破在模型结构存在误差、监测数据缺失或异常以及存在噪声等不确定性情况下的高鲁棒自适应在线水力水质模型技术；研究物联网、云计算与大数据分析技术和水务行业的融合，重点突破数据清洗和异源异构数据挖掘等制约供水数据高效利用的核心技术，提升水力水质模型精度；开展大型供水管网快速校核技术研究，重点突破分布式校核技术、多核异构并行加速技术，实现大型供水管网的快速校核。

开展管网水质监测网络优化研究，提升管网水质监测覆盖率和监测响应时间。采用大数据技术对水质监测数据进行分析与挖掘，一方面实现对管网突发水质事件的快速预警，另一方面实现对污染物溯源以及生成应急响应方案。开展水质监测多指标预警研究，实现多指标协同分析，提升预警精度。

强化智能供水管网的数据安全与物理安全，预防通过物联网系统、物理化学手段对供水管网进行破坏或攻击等不确定安全风险。建立"监测—模拟—评估—预测—决策"一体的智能供水管网系统，实现供水管网智能化运行。

5.5　研发基于大数据的全过程精准监控技术

当前，在我国工业化、城镇化和市场化快速推进的大背景下，水环境污染尚未得到根本性遏制，水体污染物种类繁多，供水水源类型日益多元，新兴痕量毒害污染物不断被检出，研发基于大数据的全过程精准监控技术，提升水质监测预警技术能力，完善水质检测方法标准体系，构建全流程、多维度水质监测保障体系，对实现饮用水"从水源地到水龙头"全过程精准监管意义重大。为实现供水水质深度解析和预警预判，需紧跟检测前沿技术，不断研发覆盖水源、水厂、管网等供水系统全过程的多层次、多方位水质检测 / 监测技术。

5.5.1 多层次实验室水质检测技术

利用先进的检测技术与仪器，如质谱技术、光电化学技术等，结合生物免疫、毒性评估等生物毒理技术，以水中微量、超微量污染物鉴定与量化为重点，构建多层次实验室检测技术体系，为全面解析水体污染成分及毒性提供依据和手段。

研发微量化、无溶剂（或少溶剂）化、自动化前处理技术，如微萃取、分子印迹、热脱附等样品前处理技术，降低有机试剂使用量，提高自动化处理水平，缩短样品前处理时间，提升样品富集效率。研发大体积水样前处理富集装置，实现目标水质样品的高倍富集，为水体痕量污染物检测及溯源奠定基础。

开展目标和非目标的化学筛查技术研究，建立包括气 / 液相色谱—四级杆飞行时间质谱法（GC/LC–Q–TOF/MS）、超高效液相色谱—四级杆 / 静电场轨道阱高分辨质谱（UPLC–Q–orbitrap）、线性离子阱—傅里叶变换离子回旋共振质谱（LTQ/FTICRMS）等技术在内的高分辨质谱化学筛查技术，准确鉴别和确证混合体系中的已知目标化合物，快速实现对复杂水体中的未知目标化合物的结构解析。开展基于生物效应导向的毒害污染物筛查技术研究，进行基于水生生物毒性效应的体内生物效应测试以及遗传毒性效应、内分泌干扰效应、芳香烃受体效应、细胞应激效应等生物效应测试，将生物学效应测试、样品分离和效应污染物鉴定相结合，进行样品的生物效应评价及效应污染物鉴定，实现水体污染系统解析及风险评估。

5.5.2 全流程水质在线监测技术

开展电极及光谱技术等新型绿色水质在线监测技术的研究，解决传统水质在线监测设备采用的试剂法容易给环境带来二次污染风险问题，降低运行维护成本和维护的技术难度，实现现有试剂法在线监测装备的替代，推动在线监测技术绿色化发展；加强以传感器为核心的水质在线监测核心技术的研发，突破传感器制造关键技术，推动在线监测产业跨越式发展，提高国产设备的竞争力。开展基于 5G 及大数据的在线监测设备智能化技术研究，将水质在线监测与智慧水务、智慧城市建设相结合，提升在线监测设备的智能化水平。开展标准化应用研究，建立工程化应用标准体系。实现高精度在线监测及设备自主产业化。

5.5.3 移动快速水质检测技术

通过自主创新研发、国产上下游供应商联动、产学研结合等多种手段，研究核心器件和部件、备品和备件、耗材和试剂等国产替代，在保证科学仪器数据分析与测量精准性的前提下，进一步降低仪器成本和使用成本，实现仪器和关键器件的国产化自主研发与生产。提升与优化仪器的器件可靠性、部件模块化、性能稳定性和数据安全性，满足其在复杂路况和多变环境下的监测移动性、环境适应性和测试多样性。完善方法开发，优化仪器参数，开展平战结合和一机多能，提升移动检测方法的测量范围、精密度、准确度和灵敏度，满足取水、制水、供水等不同环节、不同移动监测需求下的全流程、一体化综合解决方案。结合信息化新技术，融合移动实验室数据管理系统，提高监测信息数据传输和分析效率，实现移动检测全流程的智能化管理，提升移动监测对突发水质污染事故的快速反应能力。

基于移动监测与实验室检测的差异性，开展便携式快检仪器检测方法与实验室检测国标方法之间的关联性分析研究，解决移动检测结果与实验室检测结果之间的偏差问题。剖析移动监测设备的恢复能力关键问题和仪器状态核查确认频率，研究移动监测前处理技术、检测质量控制方法、检测结果可靠性分析，推动行业标准体系的制定，形成从集成到应用多环节的体系化、规范化、统一化，提高监测数据的准确性和合法性。优化覆盖全流程水质监测的移动监测技术分类配置方案，推广移动监测的示范应用，解决水样长距离运输的检测时效性问题，提升移动检测指标覆盖面的多样性和全面性，满足移动监测技术能覆盖可预见的主要水污染事故监测和完成水功能管理需求的特定监测等不同功能配置的要求，弥补实验室监测资源的不足，将移动监测技术融合纳入了水质行业标准，满足 CMA 认证要求，实现实验室及移动检测的"两用性"和平战结合的需求。

5.5.4　基于大数据的水质预警技术

研发基于大数据的水质预警模型构建技术，依据供水全过程、地理空间、季节时序变化等不同数据分析需求，创建数据挖掘模型，对数据进行试探和计算，根据水质预警指标数量的多少，建模剖析水源关键敏感水质指标的周期性、趋势性和规律性等特点，对未来的水质参数进行预测预警，并将预警信息及时反馈到水厂，以适时调整处理工艺和参数。构建水质大数据分析模型，根据供水全流程中各个供水环节水质风险的类别和特点选取分析应用场景，同时结合指标数量、数据量大小、结构和特征，选择适宜的算法，提升水质风险预测的精准度。

研发基于大数据的水质质量控制技术，加强采样、实验室检测、在线监测等环节的质量保障。对采样现场数据，在当前移动数据传输技术的基础上，应用新型无线通信技术，如加快第五代通信技术应用，实现高可靠、低时延的先进移动终端数据采集；对实验室数据，针对人为因素导致的数据异常问题，采取统一身份识别、健全数据审核机制以及信息系统辅助审核的方式规范数据采集工作；对在线监测数据，定义统一接口，应用平台调用各厂家实现的接口，以屏蔽不同厂家仪器数据传输机制的差异，实现数据统一采集。针对各类平台系统数据多源、数据异构的特点，兼顾结构化数据、半结构化数据与非结构化数据存储，建立高性能、高一致性、高容灾性、高扩展性、支持分级存储的分布式存储系统。依照大数据计算实际需求，对数据进行库表清洗、缺失值清洗、逻辑错误清洗等操作，提高数据质量。

开展供水系统智能化水质管理关键技术研究，突破移动通信、异构网络融合、海量数据存储、地理信息和大数据挖掘技术等系列关键技术，构建基于大数据的水质预警平台，使其具备日常监管、实时监控、安全评估、监测预警等供水水质管理业务功能，实现城镇供水全流程水质信息的采集、传输、分析和存储的可视化和智能化，从而转变监管方式，提高效能和精细化管理水平。

5.6 实现韧性可靠的供水系统规划设计和优化管理

我国供水安全运行面临着许多挑战，因此提升供水系统规划设计和运行的可靠性及风险应对能力对供水安全保障具有重要意义。部分研究使用"韧性"的概念来描述抵御风险的能力，通过建立供水系统韧性评估方法学，研究供水系统在结构性变化和非结构性变化情景下的响应机制，评价结果可为未来供水规划提供依据。采取经济高效的运行管理策略提高供水系统韧性，减少事故对供水服务的影响，保障城乡居民用水安全，提高供水系统的管理水平。

5.6.1 供水系统韧性评估技术

我国供水系统韧性评估技术研究尚处于起步阶段，未来需开展适于我国供水系统特点的韧性评估方法研究及评估体系构建。研发用于评价供水系统抗震韧性、供水系统应对气候变化韧性、供水系统应对公共卫生事件韧性、供水基础设施韧性的理论方法和实践路径，建立基于数学模型定量评估供水领域内韧性的评估方法。开展涵盖水源、处理工艺、输配管网、用户龙头的全流程韧性评估理论研究，研究影响供水系统韧性的关键要素，阐明影响供水系统韧性的关键因子，构建适用于我国供水系统特征的韧性评估指标体系，研究提出供水系统韧性评估方法。

同时，根据韧性评估方法开发供水系统韧性评估工具，结合城市信息系统和城市水系统信息管理平台等，实现供水系统韧性可视化和动态评估等功能，借助韧性评估技术对供水水源、处理工艺、输配管网、用户龙头等供水环节进行优化管理。

5.6.2 基于韧性的供水系统规划技术

目前供水规划目标多以供水保障率为核心，重视建设布局，缺乏对系统运行应对不确定因素能力的考虑。然而，供水系统建成后，自然灾害、突发公共卫生事件、全球气候变化、社会经济、用地类型等结构性和非结构性变化会给供水系统的可靠运行带来极大挑战。为增强应对以上问题的能力，研究基于韧性的供水系统规划理论方法，科学研判对供水系统造成较大影响的主要因素，阐明供水水源、处理工艺、输配管网和用户龙头等关键环节对自然灾害、气候变化、突发公共卫生事件等情景的响应机制。引入基于系统韧性的数学评估模型，开发多目标多情景的供水系统规划方法，形成基于韧性的供水系统规划技术。

5.6.3　基于韧性的供水系统优化管理技术

针对在役供水系统韧性降低的问题，研发在役管网韧性快速评估方法，开发水源—水厂—管网全系统韧性评估技术，识别制约供水能力的关键环节与结构，明确水厂和管网可接受的最大冲击负荷（水量、水质），开发水源、水厂、管网等韧性提升技术，全面提升供水系统应对结构性和非结构性冲击负荷的能力，提高供水安全保障水平。

从单水源供水向多水源联合供水、单一种类水源供水向多种类水源供水、集中水源供水向集中水源和分散水源相结合供水的模式转变，并根据气候变化和水源污染情况，评估各水源应对短期和长期压力的能力，建立区域水资源联合调度方案，提高供水系统的保障能力。例如，为应对气候变化带来的干旱、洪涝等极端天气，建立多水源联合调度方案（包括再生水、中水回用等多个来源），并评估各水源的容量，维护更新老化的供水设施，以应对短期及长期风险。

建立有效的给水系统污染预警系统，及时监测水源水质参数变化，实现对突发污染事件的快速、准确预警，在污染事件发生时及时停止取水或调整处理工艺强度，从而降低突发污染事件造成的损失和保障供水安全。同时，建立水量预警系统，建立防洪预案和备用电源预案。按照突发事件的可控性、危害程度、影响范围和时间进行分级，对不同级别的突发事件分别建立应急预案并定期进行模拟演练，准备并定期检查备用供水设施设备，提高系统应急能力。

建立基于物联网和机器学习的预警系统，及时发现爆管或水质污染事故并尽快定位，缩短应急响应时间，减小对居民生活的影响及造成的经济损失。进行优化调度算法研究，建立供水优化调度系统，在发生供水故障时及时调整阀门开关，切换备用水源、水泵，调整供水路径。

第6章 政策措施建议

6.1 创新政策机制，深化饮用水安全保障科技体制改革

坚持以深化改革激发创新活力，推出一系列科技改革重大举措，加强创新驱动系统能力整合，打通科技和经济社会发展通道，不断释放创新潜能，加速聚集创新要素，提升国家创新体系整体效能。要坚持科技创新和制度创新"双轮驱动"，以问题为导向，以需求为牵引，在实践载体、制度安排、政策保障、环境营造上下功夫，在创新主体、创新基础、创新资源、创新环境等方面持续用力，强化战略科技力量，提升创新体系整体效能。

6.1.1 建立饮用水科技"重大计划"推动机制

整合饮用水领域的科技进步需求，建立以 3~5 年为周期的饮用水科技"重大计划"，推动行业科技进步。设立"重大创新计划"，资助具有原创性和前瞻性的重要科技研究；设立"重大装备研发计划"，支持对产业发展具有重大创新意义和引领作用的先进技术装备，形成中国引领全球水处理行业的标志性成果；设立"重大示范计划"，推动饮用水领域科技创新成果的高效转化与规模化应用，形成具有推广价值、示范效应的创新示范基地；设立"重大战略先导计划"，资助开展国内外饮用水科技发展前沿和态势分析，并定期制定饮用水安全保障科技发展战略研究报告。

6.1.2 建立市场需求驱动的产学研合作机制

企业是创新的主体，是推动创新创造的生力军。强化企业在饮用水科技领域技术创新中的主体地位，建立以企业为主体、以市场需求为导向、产学研相结合的技术创新体系。鼓励企业申报应用需求，建立需求驱动的多学科研究计划，围绕城市饮用水安全保障提炼的重大科学问题，充分发挥行业协会和企业、大专院校及相关科研设计单位的协同攻关作用，加大资源整合力度，打通基础研究到产业应用之间的瓶颈，开展科技攻关。加强供水企业和其他材料设备生产企业的科研能力建设，引导推进饮用水企业技术研发能力的进步。对具有我国自主知识产权且技术领先的国产供水设备、仪器和材料方面的研究项目，要给予税收减免、信贷支持等特殊优惠政策和资金保证。

6.1.3 建立饮用水安全保障科技协调共享机制

加强饮用水安全保障相关部门之间的协调和数据信息共享机制，加强饮用水行业和水资源管理、水环境治理、水安全保障工作的沟通联系，统筹水源、供水、用水、排水、水环境各关键环节，系统化解决饮用水安全保障相关科技难题。加强关键共性技术共享平台和信息服务体系建设，提高饮用水科技成果利用率。建立区域饮用水共性问题技术研发平台，由政府和企业共同对饮用水安全保障关键共性技术和基础技术开展联合攻关。搭建长期稳定的交流共享平台，建立不同领域交流与合作的机制，促进饮用水领域学科协同创新和应用。

6.2 加强能力建设，确保饮用水安全保障科技投入稳步增长

饮用水安全保障中长期发展战略要结合国家实验室建设，推动大科学计划、大科学工程、大科学中心、国际科技创新基地的统筹布局和优化，打造国家饮用水创新品牌。同时牢固确立人才引领发展的战略地位，创新人才评价机制，建立健全以创新能力、质量、贡献为导向的科技人才评价体系，形成并实施有利于科技人才潜心研究和创新的评价制度，培养饮用水安全保障人才队伍。

6.2.1 组建国家饮用水安全保障技术创新中心

以水专项形成的技术、平台、基地成果和人才队伍为依托，集中全社会优势资源，成立具有独立法人资格的国家饮用水安全保障技术创新中心。瞄准国家可持续发展重大需求和工程技术国际发展前沿，以国家饮用水安全保障重大战略和需求为导向，集聚全国具有国际竞争力的科研力量和水专项科技创新资源，针对饮用水安全保障技术领域的共性和关键问题，建立技术、人才、项目合作交流机制，推动创新资源开放共享，链接跨行业、跨学科、跨领域的技术创新力量，集中力量攻关，重点突破"卡脖子"技术难题，创新性地开展饮用水安全保障领域的技术工艺研发、成果转化推广、政策标准制定、设备材料测试评估。

6.2.2 打造国家饮用水科技创新品牌

以国家饮用水安全保障技术创新中心为依托，打造国家饮用水科技创新品牌。通过设置国际饮用水科技奖项、开展社会沟通、推出优质饮用水产品、建设市民饮用水交流中心等途径，塑造饮用水创新国家品牌。开展以饮用水创新品牌为核心的科技研发和国家合作，吸引国内外一流科技人才积极参与饮用水科技创新工作，推进饮用水科技基础研究、应用领域的国际合作，开展前沿饮用水科技合作攻关，推动形成全球饮用水科技合作网络。

6.2.3 加强饮用水安全保障人才队伍培养

开展多层次的饮用水安全保障教育，支持部分有条件的大学建立"饮用水安全保障科

技创新基地"，为行业注入新的活力，以经济扶持政策支持企业与高校组建饮用水领域科技创新教育实践中心，激励科技基础理论创新、工程技术创新、技术应用创新，强化科技人才培养。以饮用水安全保障技术创新中心和重大科技专项为平台，促进饮用水科技领域人才队伍建设。通过组织和实施饮用水安全保障科技攻关项目，凝聚和打造一批高水平的研发队伍。

6.3　加速成果转化，加强饮用水安全保障科技实践应用

习近平总书记在中国科学院第十九次院士大会、中国工程院第十四次院士大会上同时指出：基础研究是整个科学体系的源头，要瞄准世界科技前沿，抓住大趋势，下好"先手棋"，打好基础、储备长远，实现前瞻性基础研究、引领性原创成果重大突破，夯实世界科技强国建设的根基。同时要加大应用基础研究力度，以推动重大科技项目为抓手，疏通应用基础和产业化连接的快车道，促进创新链和产业链精准对接，加快科研成果从样品到产品再到商品的转化，把科技成果充分应用到现代化事业中去。

6.3.1　搭建饮用水科技成果转化与信息服务平台

以国家饮用水安全保障技术创新中心为依托，联合科研院所、大中型企业、中介服务机构等产学研优势单位，建立饮用水科技领域的科技成果转化与信息服务平台，形成开放式、多层面、网络化和综合性的创新服务体系，以市场化运营机制推动饮用水科技成果转化、标准化与推广应用，加强创新中心对饮用水领域科技成果转化的管理、组织和协调。充分结合"互联网 +"和大数据手段，不断优化科技成果转化与信息服务平台，跟踪研发项目进度和阶段性成果，加强科技创新与金融要素的融合，提供从研发、转化到产业化"一站式"服务，加速推进创新链条分工和平台化协同模式，吸引社会其他技术研发和应用单位参与到饮用水科技创新平台的科技合作。对接社会投融资，促进专项技术创新成果的快速应用。积极参加国际科技创新合作计划，对接"一带一路"等重点区域的饮用水技术转移和输出，加快国际市场开拓速度。

6.3.2　建立集研究—示范—应用一体化的成果转化机制

提高高校和研究院所的科研经费使用自由权，试点允许一部分研究经费用于科技成果转化。在科研课题考核结题、人才队伍绩效评估等环节加强对成果应用效益、工程示范及产业化的考核。优先支持以解决实际问题和满足市场需求为导向的技术研发思路，鼓励企业全过程参与研发过程，培育和引导企业加强研发投入，推动企业逐步成为创新主体。加强标准修订更新工作，对新技术、新工艺、新材料、新产品依法及时制定国家标准、行业标准，推动先进科技成果的标准化和推广应用。定期组织多学科研究实验室和研究项目参与者、企业会员开展科技交流，始终聚焦产业的实际需求，实现成果转化效率的大幅提升。

参 考 文 献

［1］Petrovic M, Gonzalez S, Barcelo D. Analysis and removal of emerging contaminants in wastewater and drinking water［J］. Trac-Trends in Analytical Chemistry, 2003, 22（10）: 685-696.

［2］Taheran M, Naghdi M, Brar S K, et al. Emerging contaminants : Here today, there tomorrow!［J］. Environmental Nanotechnology, Monitoring & Management, 2018, 10: 122-126.

［3］Noguera-Oviedo K, Aga D S. Lessons learned from more than two decades of research on emerging contaminants in the environment［J］. Journal of Hazardous Materials, 2016, 316: 242-251.

［4］Rodriguez-Narvaez O M, Peralta-Hernandez J M, Goonetilleke A, et al. Treatment technologies for emerging contaminants in water : A review［J］. Chemical Engineering Journal, 2017, 323: 361-380.

［5］Wilkinson J, Hooda P S, Barker James, et al. Occurrence, fate and transformation of emerging contaminants in water : An overarching review of the field［J］. Environmental Pollution, 2017, 231（Part 1）: 954-970.

［6］Carere M, Polesello S, Kase R, et al.The Emerging Contaminants in the Context of the EU Water Framework Directive［M］. Cham : Springer International Publishing, 2016.

［7］Fatta-Kassinos D, Meric S, Nikolaou A. Pharmaceutical residues in environmental waters and wastewater : Current state of knowledge and future research［J］. Analytical and Bioanalytical Chemistry, 2011, 399（1）: 251-275.

［8］Benotti M J, Trenholm R A, Vanderford B J, et al. Pharmaceuticals and endocrine disrupting compounds in U.S. drinking water［J］. Environmental Science & Technology, 2009, 43（3）: 597-603.

［9］Kleywegt S, Pileggi V, Yang P, et al. Pharmaceuticals, hormones and bisphenol A in untreated source and finished drinking water in Ontario, Canada - and treatment efficiency［J］. Science of the Total Environment, 2011, 409（8）: 1481-1488.

［10］Su C, Cui Y, Liu D, et al. Endocrine disrupting compounds, pharmaceuticals and personal care products in the aquatic environment of China : Which chemicals are the prioritized ones?［J］. Science of the Total Environment, 2020, 720: 137652.1-137652.10.

［11］Wee S Y, Aris A Z. Occurrence and public-perceived risk of endocrine disrupting compounds in drinking water［J］. Clean Water, 2019, 2（1）: 4.

［12］Giulivo M, de Alda M L, Capri Ettore, et al. Human exposure to endocrine disrupting compounds : Their role in reproductive systems, metabolic syndrome and breast cancer. A review［J］. Environmental Research, 2016, 151: 251-264.

［13］Sifakis S, Androutsopouios V P, Tsatsakis A M, et al. Human exposure to endocrine disrupting chemicals : Effects on the male and female reproductive systems［J］. Environmental Toxicology and Pharmacology, 2017, 51: 56-70.

［14］Harrad S. Perfluoroalkyl substances in drinking water, indoor air and dust from ireland : Implications for human exposure［J］. Environmental Science & Technology, 2019, 53（22）: 13449-13457.

［15］Qiao X C, Jiao L X, Zhang X X, et al. Contamination profiles and risk assessment of per- and polyfluoroalkyl substances in groundwater in China［J］. Environmental Monitoring and Assessment, 2020, 192（2）: 76.

［16］Sun R, Wu M H, Tang L, et al. Perfluorinated compounds in surface waters of Shanghai, China : Source analysis and risk assessment［J］. Ecotoxicology and Environmental Safety, 2018, 149: 88-95.

［17］Mak Y L, Taniyasu S, Yeung L W Y, et al. Perfluorinated compounds in tap water from China and several other countries［J］. Environmental Science & Technology, 2009, 43（13）: 4824-4829.

［18］Fromme H, Tittlemier S A, Voelkel W, et al. Perfluorinated compounds – exposure assessment for the general population in western countries［J］. International Journal of Hygiene and Environmental Health, 2009, 212 （3）: 239–270.

［19］Ao J J, Yuan T, Xia H, et al. Characteristic and human exposure risk assessment of per– and polyfluoroalkyl substances: A study based on indoor dust and drinking water in China［J］. Environmental Pollution, 2019, 254.

［20］Hu S Y, Gong T T, Zhu H T, et al. Formation and decomposition of new iodinated halobenzoquinones during chloramination in drinking water［J］. Environmental Science & Technology, 2020, 54 （8）: 5237–5248.

［21］Tian D Y, Moe B, Huang G, et al. Cytotoxicity of halogenated tyrosyl compounds, an emerging class of disinfection byproducts［J］. Chemical Research in Toxicology, 2020, 33 （4）: 1028–1035.

［22］Kozari A, Paloglou A, Voutsa D. Formation potential of emerging disinfection by–products during ozonation and chlorination of sewage effluents［J］. Science of the Total Environment, 2020, 700.

［23］Kadmi Y, Favier L, Wolbert D. N–nitrosamines, emerging disinfection by–products of health concern: An overview of occurrence, mechanisms of formation, control and analysis in water［J］. Water Science and Technology–Water Supply, 2015, 15 （1）: 11–25.

［24］Marris E. Fate of ocean plastic remains a mystery［J］. Nature News, 2014.

［25］Perkins S. Plastic waste taints the ocean floors［J］. Nature, 2014.

［26］Li J Y, Liu H H, Chen J P. Microplastics in freshwater systems: A review on occurrence, environmental effects, and methods for microplastics detection［J］. Water Research, 2018, 137: 362–374.

［27］Mendoza L M R, Balcer M. Microplastics in freshwater environments: A review of quantification assessment［J］. Trac–Trends in Analytical Chemistry, 2019, 113: 402–408.

［28］Wagner M, Scherer C, Alvarez–Muñoz D, et al. Microplastics in freshwater ecosystems: what we know and what we need to know［J］. Environmental Sciences Europe, 2014, 26 （1）: 1–9.

［29］Jia S Y, Jia R B, Zhang K F, et al. Disinfection characteristics of Pseudomonas peli, a chlorine–resistant bacterium isolated from a water supply network［J］. Environmental Research, 2020, 185.

［30］Wati S, Robinson B S, Mieog J, et al. Chlorine inactivation of coxsackievirus B5 in recycled water destined for non–potable reuse［J］. Journal of Water and Health, 2019, 17 （1）: 124–136.

［31］Pruden A, Pei R T, Storteboom H, et al. Antibiotic resistance genes as emerging contaminants: Studies in northern Colorado［J］. Environmental Science & Technology, 2006, 40 （23）: 7445–7450.

［32］Tan Q W, Li W Y, Zhang J P, et al. Presence, dissemination and removal of antibiotic resistant bacteria and antibiotic resistance genes in urban drinking water system: A review［J］. Frontiers of Environmental Science & Engineering, 2019, 13 （3）: 13–27.

［33］Arthur C L, Pawliszyn J. Solid–phase microextraction with thermal–desorption using fused–silica optical fibers ［J］. Analytical Chemistry, 1990, 62 （19）: 2145–2148.

［34］Garcia–Córcoles M T, Rodríguez–Gómez R, de Alarcón–Gómez B, et al. Chromatographic methods for the determination of emerging contaminants in natural water and wastewater samples: A review［J］. Critical Reviews in Analytical Chemistry, 2019, 49 （2）: 160–186.

［35］Piri–Moghadam H, Ahmadi F, Pawliszyn J. A critical review of solid phase microextraction for analysis of water samples［J］. Trac–Trends in Analytical Chemistry, 2016, 85: 133–143.

［36］Jeannot M A, Cantwell F F. Solvent microextraction into a single drop［J］. Analytical Chemistry, 1996, 68 （13）: 2236–2240.

［37］Spietelun A, Marcinkowski L, de la Guardia M, et al. Green aspects, developments and perspectives of liquid phase microextraction techniques〔J〕. Talanta, 2014, 119: 34–45.

〔38〕Correa L, Fiscal J A, Ceballos S, et al. Hollow–fiber solvent bar microextraction with gas chromatography and electron capture detection determination of disinfection byproducts in water samples〔J〕. Journal of Separation Science, 2015, 38（22）: 3945–3953.

〔39〕Salvatierra–Stamp V C, Muiz–Valencia R, Jurado j m, et al. Hollow fiber liquid phase microextraction combined with liquid chromatography–tandem mass spectrometry for the analysis of emerging contaminants in water samples〔J〕. Microchemical Journal, 2018, 140: 87–95.

〔40〕Albishri H M, Aldawsari N A M, Abd El–Hady D. Ultrasound–assisted temperature–controlled ionic liquid dispersive liquid–phase microextraction combined with reversed–phase liquid chromatography for determination of organophosphorus pesticides in water samples〔J〕. Electrophoresis, 2016, 37（19）: 2462–2469.

〔41〕Galindo–Miranda J M, Guízar–González C, Becerril–Bravo J E. Occurrence of emerging contaminants in environmental surface waters and their analytical methodology – A review〔J〕. Water Supply, 2019, 19（7）: 1871–1884.

〔42〕Prebihalo S, Brockman A, Cochran J, et al. Determination of emerging contaminants in wastewater utilizing comprehensive two–dimensional gas–chromatography coupled with time–of–flight mass spectrometry〔J〕. Journal of Chromatography A, 2015, 1419: 109–115.

〔43〕Zonja B, Delgado A, Pérez S, et al. LC–HRMS suspect screening for detection–based prioritization of iodinated contrast media photodegradates in surface waters〔J〕. Environmental Science & Technology, 2015, 49（6）: 3464–3472.

〔44〕Buchicchio A, Bianco G, Sofo A, et al. Biodegradation of carbamazepine and clarithromycin by Trichoderma harzianum and Pleurotus ostreatus investigated by liquid chromatography – high–resolution tandem mass spectrometry（FTICR MS–IRMPD）〔J〕. Science of the Total Environment, 2016, 557: 733–739.

〔45〕Lyczko J, Beach D, Gabryelski W. Detection, identification, and occurrence of thiotetronic acids in drinking water from underground sources by electrospray ionization–high field asymmetric waveform ion mobility spectrometry–quadrupole time–of–flight–mass spectrometry〔J〕. Analytical Chemistry, 2015, 87（19）: 9884–9891.

〔46〕Wu W W, Shen R F, Park S S, et al. Precursor ion exclusion for enhanced identification of plasma biomarkers〔J〕. Proteomics Clinical Applications, 2012, 6（5–6）: 304–308.

〔47〕程慧媛. 荧光光谱在碳材料吸附及检测污染物中的应用研究〔D〕. 合肥: 中国科学技术大学, 2019.

〔48〕Jaria G, Calisto V, Otero M, et al. Monitoring pharmaceuticals in the aquatic environment using enzyme–linked immunosorbent assay（ELISA）–a practical overview〔J〕. Analytical and Bioanalytical Chemistry, 2020, 412（10）.

〔49〕de Albuoluerque C D L. Digital protocol for chemical analysis at ultralow concentrations by surface–enhanced raman scattering〔J〕. Analytical Chemistry, 2018, 90（2）: 1248–1254.

〔50〕Alam A U, Clyne D, Jin H, et al. Fully integrated, simple, and low–cost electrochemical sensor array for in situ water quality monitoring〔J〕. Acs Sensors, 2020, 5（2）: 412–422.

〔51〕Elbehiry A, Marzouk O. Performance of MALDI biotyper compared with Vitek 2 compact system for fast identification and discrimination of Staphylococcus species isolated from bovine mastitis〔J〕. Microbiologyopen, 2016, 5（6）: 1061–1070.

〔52〕李慧调, 潘建章, 方群. 数字 PCR 技术的发展及应用〔J〕. 化学进展, 2020, 32（5）: 581–593.

〔53〕薛银刚, 蒋聪, 耿金菊等. 基于 qPCR 和 16S rDNA 高通量测序研究蓝藻暴发期间太湖竺山湾水体浮

游细菌群落［J］. 环境监控与预警，2017，9（3）：19–23.

［54］胡海燕，刘慧敏，孟璐等. 宏基因组学在微生物抗生素抗性基因检测中的应用［J］. 微生物学通报，2019，46（11）：3110–3123.

［55］Zhu J G, Liu R Y, Cao N, et al. Mycobacterial metabolic characteristics in a water meter biofilm revealed by metagenomics and metatranscriptomics［J］. Water Research, 2019, 153: 315–323.

［56］Suzuki Y, Niina K, Matsuwaki T, et al. Bacterial flora analysis of coliforms in sewage, river water, and ground water using MALDI–TOF mass spectrometry［J］. Journal of Environmental Science and Health Part a–Toxic/Hazardous Substances & Environmental Engineering, 2018, 53（2）: 160–173.

［57］孙齐，韩严和，齐蒙蒙. 基于不同生物水平的毒性检测指标研究进展［J］. 环境工程，1–10.

［58］金孝伟，李哲煜，徐翩翩等. 基于发光细菌的微流控型生物传感器研究进展［J］. 分析化学，2019，47（2）：181–190.

［59］Zhu X L, Zhang K X, Nan Y Y, et al. A label–free electrochemical system for comprehensive monitoring of o–chlorophenol［J］. Chemosphere, 2018, 196: 514–521.

［60］Tabrez S, Shakil S, Urooj M, et al. Genotoxicity testing and biomarker studies on surface waters : an overview of the techniques and their efficacies［J］. Journal of Environmental Science and Health Part C–Environmental Carcinogenesis & Ecotoxicology Reviews, 2011, 29（3）: 250–275.

［61］Sunjog K, Kolarević S, Kračun–Kolarević M, et al. Assessment of status of three water bodies in Serbia based on tissue metal and metalloid concentration（ICP–OES）and genotoxicity（comet assay）［J］. Environmental Pollution, 2016, 213: 600–607.

［62］Ahn J M, Gu M B. Geno–tox : cell array biochip for genotoxicity monitoring and classification［J］. Applied Biochemistry and Biotechnology, 2012, 168（4）: 752–760.

［63］Ben–Yoav H, Biran A, Pedahzur R, et al. A whole cell electrochemical biosensor for water genotoxicity bio–detection［J］. Electrochimica Acta, 2009, 54（25）: 6113–6118.

［64］Richardson S D, Kimura S Y. Emerging environmental contaminants : Challenges facing our next generation and potential engineering solutions［J］. Environmental Technology & Innovation, 2017, 8: 40–56.

［65］Ternes T, Joss A, Oehlmann J. Occurrence, fate, removal and assessment of emerging contaminants in water in the water cycle（from wastewater to drinking water）［J］. Water Research, 2015, 72: 1–2.

［66］Yang Y, Yong Sik Ok, Ki–Hyun Kim, et al. Occurrences and removal of pharmaceuticals and personal care products（PPCPs）in drinking water and water/sewage treatment plants : A review［J］. Science of the Total Environment, 2017, 596: 303–320.

［67］Oh W D, Dong Z L, Lim T T. Generation of sulfate radical through heterogeneous catalysis for organic contaminants removal : Current development, challenges and prospects［J］. Applied Catalysis B–Environmental, 2016, 194: 169–201.

［68］Zhao L, Deng J H, Sun P Z, et al. Nanomaterials for treating emerging contaminants in water by adsorption and photocatalysis : Systematic review and bibliometric analysis［J］. Science of the Total Environment, 2018, 627: 1253–1263.

［69］Ramírez–Malule H, Quiñones–Murillo D H, Manotas–Duque D. Emerging contaminants as global environmental hazards. A bibliometric analysis［J］. Emerging Contaminants, 2020, 6: 179–193.

［70］Taoufik N, Elmchaouri A, Anouar F, et al. Improvement of the adsorption properties of an activated carbon coated by titanium dioxide for the removal of emerging contaminants［J］. Journal of Water Process Engineering, 2019, 31.

［71］Ma X M, Agarwal S. Adsorption of emerging ionizable contaminants on carbon nanotubes : Advancements and challenges〔J〕. Molecules, 2016, 21（5）: 628.

〔72〕Kim S C, Chu K H A, Yasir A J, et al. Removal of contaminants of emerging concern by membranes in water and wastewater: A review〔J〕. Chemical Engineering Journal, 2018, 335: 896–914.

〔73〕Wang D J, Saleh N B, Sun W J, et al. Next–generation multifunctional carbon–metal nanohybrids for energy and environmental applications〔J〕. Environmental Science & Technology, 2019, 53（13）: 7265–7287.

〔74〕Talib A, Randhir T O. Managing emerging contaminants: status, impacts, and watershed–wide strategies〔J〕. Exposure and Health, 2016, 8（1）: 143–158.

〔75〕Harwood A D, You J, Lydy M J. Temperature as a toxicity identification evaluation tool for pyrethroid insecticides: txicokinetic confirmation〔J〕. Environmental Toxicology and Chemistry, 2009, 28（5）: 1051–1058.

〔76〕Zwart N, Shan L N, Houtman C J, et al. High–throughput effect–directed analysis using downscaled in vitro reporter gene assays to identify endocrine disruptors in surface water〔J〕. Environmental Science & Technology, 2018, 52（7）: 4367–4377.

〔77〕Brack W, Klamer H J C, López de Alda M, et al. Effect–directed analysis of key toxicants in European river basins – A review〔J〕. Environmental Science and Pollution Research, 2007, 14（1）: 30–38.

〔78〕McMinn B, Duval A L, Sayes C M. An adverse outcome pathway linking organohalogen exposure to mitochondrial disease〔J〕. Journal of Toxicology, 2019, 2019: 9246495.

〔79〕Mount D R, Hockett J R. Use of toxicity identification evaluation methods to characterize, identify, and confirm hexavalent chromium toxicity in an industrial effluent〔J〕. Water Research, 2000, 34（4）: 1379–1385.

〔80〕Ho K T, Burgess R M. What's causing toxicity in sediments? Results of 20 years of toxicity identification and evaluations〔J〕. Environmental Toxicology and Chemistry, 2013, 32（11）: 2424–2432.

〔81〕Antczak P, Jo H J, Woo S, et al. Molecular toxicity identification evaluation（mTIE）approach predicts chemical exposure in daphnia magna〔J〕. Environmental Science & Technology, 2013, 47（20）: 11747–11756.

〔82〕Brack W. Effect–directed analysis supporting monitoring of aquatic environments – An in–depth overview〔J〕. Science of the Total Environment, 2016, 544: 1073–1118.

〔83〕Brack W. Effect–directed analysis: A promising tool for the identification of organic toxicants in complex mixtures?〔J〕. Analytical and Bioanalytical Chemistry, 2003, 377（3）: 397–407.

〔84〕Weiss J M, Simom E, Stroomberg G J, et al. Identification strategy for unknown pollutants using high–resolution mass spectrometry: Androgen–disrupting compounds identified through effect–directed analysis〔J〕. Analytical and Bioanalytical Chemistry, 2011, 400（9）: 3141–3149.

〔85〕Hong S, Giesy J P, Lee J, et al. Effect–directed analysis: Current status and future challenges〔J〕. Ocean Science Journal, 2016, 51（3）: 413–433.

〔86〕Zwart N, Jonker W, Broek R, et al. Identification of mutagenic and endocrine disrupting compounds in surface water and wastewater treatment plant effluents using high–resolution effect–directed analysis〔J〕. Water Research, 2020, 168: 115204.

〔87〕Edwards S W, Tan Y W, Villeneuve D L, et al. Adverse outcome pathways–organizing toxicological information to improve decision making〔J〕. Journal of Pharmacology and Experimental Therapeutics, 2016, 356（1）: 170–181.

〔88〕Vinken M, Knapen D, Vergauwen L, et al. Adverse outcome pathways: A concise introduction for toxicologists〔J〕. Archives of Toxicology, 2017, 91（11）: 3697–3707.

［89］Zhou D, Zhu L, Fu Y, et al. Development of lower cost seawater desalination processes using nanofiltration technologies – A review［J］. Desalination, 2015, 376: 109–116.

［90］Lattemann S, Kennedy M D, Amy G. Seawater desalination – a green technology?［J］. Journal of Water Supply Research and Technology–Aqua, 2010, 59（2–3）: 134–151.

［91］Elimelech M, Phillip W A. The future of seawater desalination: Energy, technology, and the environment［J］. Science, 2011, 333（6043）: 712–717.

［92］Nassrullah H, Anis S F, Hashaikeh R, et al. Energy for desalination: A state–of–the–art review［J］. Desalination, 2020, 491: 114569.

［93］Shirazi M M A, Kargari A, Shirazi M J A. Direct contact membrane distillation for seawater desalination［J］. Desalination and Water Treatment, 2012, 49（1–3）: 368–375.

［94］Fan Y F, Chen S, Zhao H M, et al. Distillation membrane constructed by TiO₂ nanofiber followed by fluorination for excellent water desalination performance［J］. Desalination, 2017, 405: 51–58.

［95］Bhadra M, Roy S, Mitra S. Desalination across a graphene oxide membrane via direct contact membrane distillation［J］. Desalination, 2016, 378: 37–43.

［96］Gupta O, Roy S, Mitra S. Enhanced membrane distillation of organic solvents from their aqueous mixtures using a carbon nanotube immobilized membrane［J］. Journal of Membrane Science, 2018, 568: 134–140.

［97］Xiao P, He J, Liang Y, et al. Rationally programmable paper–based artificial trees toward multipath solar–driven water extraction from liquid/solid substrates［J］. Solar Rrl, 2019, 3（7）.

［98］王世明, 李晴, 周婷. 海水淡化集成技术的相关研究［J］. 环境工程, 2017, 35（1）: 1–5.

［99］王建强, 戴志敏, 徐洪杰. 核能综合利用研究现状与展望［J］. 中国科学院院刊, 2019, 34（4）: 460–468.

［100］陈微, 张立君. 海水淡化技术在国内外核电站的应用［J］. 水处理技术, 2018, 44（11）: 128–132.

［101］Tang K X, Zhou K. Water desalination by flow–electrode capacitive deionization in overlimiting current regimes［J］. Environmental Science & Technology, 2020, 54（9）: 5853–5863.

［102］Srimuk P. Charge–transfer materials for electrochemical water desalination, ion separation and the recovery of elements［J］. Nature Reviews Materials, 2020, 5（7）: 517–538.

［103］van Wyk S, van der Ham A G J, Kersten S R A. Analysis of the energy consumption of supercritical water desalination（SCWD）［J］. Desalination, 2020, 474.

［104］Li Q, Zheng Z Y, Li F C, et al. Numerical study on thermodynamic characteristics of rotational supercavitating evaporator［C］. 7th International Conference on Pumps and Fans（Icpf2015）, 2016, 129.

［105］杨扬, 胡洪营, 陆韵等. 再生水补充饮用水的水质要求及处理工艺发展趋势［J］. 给水排水, 2012, 48（10）: 119–122.

［106］van Rensburg P. Overcoming global water reuse barriers: the Windhoek experience［J］. International Journal of Water Resources Development, 2016, 32（4）: 622–636.

［107］Marks J S. Taking the public seriously: the case of potable and non potable reuse［J］. Desalination, 2006, 187（1–3）: 137–147.

［108］王永刚, 王书倩, 潘涛等. 可饮用再生水的应用与技术进展［J］. 水处理技术, 2013, 39（2）: 1–4.

［109］毛健. 国内外雨水利用现状［J］. 山东化工, 2020, 49（3）: 59–61.

［110］董春君, 黄阳阳, 赵怡超等. 国内外城市雨水利用发展现状分析［J］. 中国资源综合利用, 2017, 35（5）: 30–32.

［111］Rainey R C, Harding A K. Acceptability of solar disinfection of drinking water treatment in Kathmandu Valley, Nepal［J］. International Journal of Environmental Health Research, 2005, 15（5）: 361–372.

［112］ichel N，Vivar M，Fuentes M. The problem of drinking water access：A review of disinfection technologies with an emphasis on solar treatment methods［J］. Chemosphere，2019，218：1014–1030.

［113］Loeb S，Hofmann R，Kim J–H. Beyond the pipeline：Assessing the efficiency limits of advanced technologies for solar water disinfection［J］. Environmental Science & Technology Letters，2016，3（3）：73–80.

［114］Keane D A，McGuigan K G，Ibáñez P F，et al. Solar photocatalysis for water disinfection：Materials and reactor design［J］. Catalysis Science & Technology，2014，4（5）：1211–1226.

［115］Zhu Y G，Zhai Y Z，Teng Y G，et al. Water supply safety of riverbank filtration wells under the impact of surface water–groundwater interaction：Evidence from long–term field pumping tests［J］. Science of the Total Environment，2020，711：135–141.

［116］Karakurt S，Schmid L，Hübner U，et al. Dynamics of wastewater effluent contributions in streams and impacts on drinking water supply via riverbank filtration in germany–A National Reconnaissance［J］. Environmental Science & Technology，2019，53（11）：6154–6161.

［117］Hamann E，Stuyfzand P J，Greskowiak J，et al. The fate of organic micropollutants during long–term/long–distance river bank filtration［J］. Science of the Total Environment，2016，545：629–640.

［118］Salamon E，Goda Z. Coupling riverbank filtration with reverse osmosis may favor short distances between wells and riverbanks at RBF sites on the river danube in hungary［J］. Water，2019，11（1）.

［119］Lee A，Elam J W，Darling S B. Membrane materials for water purification：Design，development，and application［J］. Environmental Science：Water Research & Technology，2016，2（1）：17–42.

［120］Wang W Y，Zhu L Y，Shan B J，et al. Preparation and characterization of SLS–CNT/PES ultrafiltration membrane with antifouling and antibacterial properties［J］. Journal of Membrane Science，2018，548：459–469.

［121］Wu Q，Chen G E，Sun W G，et al. Bio–inspired GO–Ag/PVDF/F127 membrane with improved anti–fouling for natural organic matter（NOM）resistance［J］. Chemical Engineering Journal，2017，313：450–460.

［122］Ying Y L，Ying W，Li Q C，et al. Recent advances of nanomaterial–based membrane for water purification［J］. Applied Materials Today，2017，7：144–158.

［123］Ling S J，Jin K，Kaplan D L，et al. Ultrathin free–standing bombyx mori silk nanofibril membranes［J］. Nano Letters，2016，16（6）：3795–3800.

［124］Xu X L，Lin F W，Du Y，et al. Graphene oxide nanofiltration membranes stabilized by cationic porphyrin for high salt rejection［J］. Acs Applied Materials & Interfaces，2016，8（20）：12588–12593.

［125］Alvarez P J J，Chan C K，Elimelech M，et al. Emerging opportunities for nanotechnology to enhance water security［J］. Nat Nanotechnol，2018，13（8）：634–641.

［126］Sherlala A I A，Raman A A A，Bello M M，et al. A review of the applications of organo–functionalized magnetic graphene oxide nanocomposites for heavy metal adsorption［J］. Chemosphere，2018，193：1004–1017.

［127］Chao Y H，Zhu W S，Wu X Y，et al. Application of graphene–like layered molybdenum disulfide and its excellent adsorption behavior for doxycycline antibiotic［J］. Chemical Engineering Journal，2014，243：60–67.

［128］Kassem A，Ayoub G M，Malaeb L. Antibacterial activity of chitosan nano–composites and carbon nanotubes：A review［J］. Science of the Total Environment，2019，668：566–576.

［129］Liu C，Kong D S，Hsu P C，et al. Rapid water disinfection using vertically aligned MoS_2 nanofilms and visible light［J］. Nature Nanotechnology，2016，11（12）：1098–1104.

［130］Sundaramahalingam B，Chandrasekaran K. Design and development of nanoceramic filter as point of use water filter［J］. Advances in Natural Sciences-Nanoscience and Nanotechnology，2019，10（4）.

［131］Kirisits M J，Emelko M B，Pinto A J. Applying biotechnology for drinking water biofiltration：Advancing science and practice［J］. Current Opinion in Biotechnology，2019，57：197-204.

［132］Tijing L D，Dizon J R C，Ibrahim I，et al. 3D printing for membrane separation，desalination and water treatment［J］. Applied Materials Today，2020，18.

［133］Mauro A D，Nardo A D，Bemini R，et al. On-line Measuring Sensors for Smart Water Network Monitoring［C］. HIC 2018 - 13th International Conference on Hydroinformatics，2018.

［134］Keesstra S，Nunes J，Novara A，et al. The superior effect of nature based solutions in land management for enhancing ecosystem services［J］. Science of the Total Environment，2018，610：997-1009.

［135］Faivre N，Fritz M，Freitas T，et al. Nature-based solutions in the EU：Innovating with nature to address social，economic and environmental challenges［J］. Environmental Research，2017，159：509-518.

［136］O' Hogain S，McCarton L. European innovation platform action group natureWat（AG228）［M］. 2018.

［137］中国城镇供水排水协会. 中国城镇水务行业发展报告（2019）［M］. 北京：中国建筑工业出版社，2020.

［138］朱党生. 中国城市饮用水安全保障方略［M］. 北京：科学出版社，2008.

［139］汪光焘. 城市供水行业2000年技术进步发展规划［M］. 北京：中国建筑工业出版社，1993.

［140］中国城市供水协会. 城市供水行业2010年技术进步发展规划及2020年远景目标［M］. 北京：中国建筑工业出版社，2005.

［141］中国工程科技中长期发展战略研究项目组. 中国工程科技中长期发展战略研究［M］. 北京：中国科学技术出版社，2015.

［142］邵益生，杨敏. 饮用水安全保障理论与技术研究进展［M］. 北京：中国建筑工业出版社，2019.

［143］杨敏，安伟，胡建英. 饮用水水质风险评价技术［M］. 北京：科学出版社，2018.

［144］邵益生，宋兰合. 饮用水水质监测与预警技术［M］. 北京：中国建筑工业出版社，2018.

［145］张金松，刘丽君. 饮用水深度处理技术［M］. 北京：中国建筑工业出版社，2017.

［146］贾瑞宝，李星，高乃云. 饮用水厂膜法处理技术［M］. 北京：中国建筑工业出版社，2018.

［147］张土乔. 饮用水安全输配技术［M］. 北京：中国建筑工业出版社，2017.

［148］梅旭荣，朱昌雄. 典型村镇饮用水安全保障适用技术［M］. 北京：中国建筑工业出版社，2018.

［149］张悦，张晓健，陈超. 城市供水应急净水技术指导手册［M］. 北京：中国建筑工业出版社，2009.

［150］新华社. 中国共产党第十八届中央委员会第五次全体会议公报［M］. 北京：人民出版社出版，2015.

［151］中国工程科技2035发展战略研究项目组. 中国工程科技2035发展战略：能源与矿业领域报告［M］. 北京：科学出版社，2019.

［152］中国工程科技2035发展战略研究项目组. 中国工程科技2035发展战略：环境与轻纺领域报告［M］. 北京：科学出版社，2019.

［153］中国工程科技2035发展战略研究项目组. 中国工程科技2035发展战略：土木、水利与建筑领域报告［M］. 北京：科学出版社，2019.

［154］Jian Z Y，Bai Y H，Chang Y Y，et al. Removal of micropollutants and cyanobacteria from drinking water using $KMnO_4$ pre-oxidation coupled with bioaugmentation［J］. Chemosphere，2019，215：1-7.

［155］Zhang C，Wu B D，Pan B C，et al. Deep removal of arsenite from water with no need for pre-oxidation or in-line oxidation［J］. Chemical Engineering Journal，2020，401.

［156］Ayekoe C Y P，Robert D，Gone L D. Combination of coagulation-flocculation and heterogeneous photocatalysis for improving the removal of humic substances in real treated water from Agbo River（Ivory-Coast）〔J〕. Catalysis Today, 2017, 281: 2–13.

［157］Li N, Hu C Z, Lan H C, et al. Enhanced production of in situ keggin Al-13（7+）polymer by a combined Fe–Al coagulation process for the treatment of high alkalinity water〔J〕. Acs Sustainable Chemistry & Engineering, 2019, 7（10）: 9544–9552.

［158］George D, Ahammed M M. Effect of zero–valent iron amendment on the performance of biosand filters〔J〕. Water Science and Technology–Water Supply, 2019, 19（6）: 1612–1618.

［159］Ahammed M M, Davra K. Performance evaluation of biosand filter modified with iron oxide–coated sand for household treatment of drinking water〔J〕. Desalination, 2011, 276（1–3）: 287–293.

［160］Das M, Goswami U, Ghosh S S, et al. Bimetallic Fe–Cu nanocomposites on sand particles for the inactivation of clinical isolates and point–of–use water filtration〔J〕. ACS Applied Bio Materials, 2018, 1（6）: 2153–2166.

［161］Guo H, Deng Y, Yao Z K, et al. A highly selective surface coating for enhanced membrane rejection of endocrine disrupting compounds: Mechanistic insights and implications〔J〕. Water Research, 2017, 121: 197–203.

［162］Zhang L N, Chen B L, Ghaffar A, et al. Nanocomposite membrane with polyethylenimine–grafted graphene oxide as a novel additive to enhance pollutant filtration performance〔J〕. Environmental Science & Technology, 2018, 52（10）: 5920–5930.

［163］Pincus L N, Lounsbury A W, Zimmerman J B. Toward realizing multifunctionality: Photoactive and selective adsorbents for the removal of inorganics in water treatment〔J〕. Accounts of Chemical Research, 2019, 52（5）: 1206–1214.

［164］Yin H S, Guo Q, Lei C, et al. Electrochemical–driven carbocatalysis as highly efficient advanced oxidation processes for simultaneous removal of humic acid and Cr（Ⅵ）〔J〕. Chemical Engineering Journal, 2020, 396.

［165］Dongare P D, Alabastri A, Neumann O, et al. Solar thermal desalination as a nonlinear optical process〔J〕. Proceedings of the National Academy of Sciences of the United States of America, 2019, 116（27）: 13182–13187.

［166］Li Q Y, Beier L J, Tan J, et al. An integrated, solar–driven membrane distillation system for water purification and energy generation〔J〕. Applied Energy, 2019, 237: 534–548.

［167］Yan H L, Liu L Z, Wang R, et al. Binary composite MoS_2/TiO_2 nanotube arrays as a recyclable and efficient photocatalyst for solar water disinfection〔J〕. Chemical Engineering Journal, 2020, 401.

［168］Wang X M, Gan Y H, Guo S, et al. Advantages of titanium xerogel over titanium tetrachloride and polytitanium tetrachloride in coagulation: A mechanism analysis〔J〕. Water Research, 2018, 132: 350–360.

［169］闭凤丽, 刘波, 张凌云等. 质谱检测技术在水环境监测中的应用及发展〔J〕. 供水技术, 2016, 10（6）: 10–14.

［170］丁元勋, 李贵伟, 马徐等. 管道特征对给水管网中锰释放的影响〔J〕. 环境工程学报, 2017, 11（11）: 5856–5862.

［171］傅涛, 张雅玲. 论水工业的科技发展历程〔J〕. 中国给水排水, 1997（13）: 27–30.

［172］国家林业局. 第二次全国湿地资源调查结果〔R〕. 北京: 国家林业局, 2014.

［173］国家统计局. 2018 年国民经济和社会发展统计公报〔R〕. 北京: 国家统计局, 2019.

［174］侯立安, 赵海洋, 高鑫. 创新驱动下饮用水安全保障的绿色发展〔J〕. 工程研究—跨学科视野中的

工程，2016，8（4）：351–357.

［175］黄宝荣，刘宝印，洪志生等．我国生态环境质量拐点综合研判［J］.中国科学院院刊，2018，33（10）：1072–1082.

［176］建设部科技司.中国2000年水工业可持续发展战略——水工业科技产业化［J］.给水排水，1995，（5）：31–35.

［177］李圭白.饮用水处理工艺的发展历程［J］.水工业市场，2010（6）：8–9.

［178］林家宁.中国水协第三届理事会工作报告及十年工作回顾［J］.城镇供水，1995（6）：5–10.

［179］刘文君，王小毛，王占生等.饮用水水质标准的发展：从卫生、安全到健康的理念［J］.给水排水，2017，43（10）：1–4.

［180］刘志琪.城镇水行业发展及面临的挑战［J］.水工业市场，2010，（4）：8–11.

［181］鲁智礼，王刚亮，石宝友，等.消毒剂和溶解氧对管网铁释放影响的中试研究［J］.环境工程学报，2014，8（4）：1410–1416.

［182］聂梅生，傅涛.中国水工业科技发展历程与趋势［J］.浙江建筑，1999，95：1–3.

［183］潘玥，王可新.我国饮用水水质标准变迁的研究［J］.能源技术与管理，2014，39（6）：17–19.

［184］邵益生，钱易.人与自然百科［人与水］［M］.沈阳：辽宁人民出版社，2000.

［185］宋永会.以科技为支撑保障饮用水安全［J］.环境保护，2012（6）：67–68.

［186］舒为群.多元化饮用水时代背景下饮水与健康关系研究的思考［J］.第三军医大学学报，2017，39（11）：1063–1069.

［187］陶相婉，梁涛，王洪臣等.大数据在我国城市供水全过程监管领域的应用展望［J］.给水排水，2019，45（4）：134–139.

［188］谢丽芳，邵煜，马琦等.国内外智慧水务信息化建设与发展［J］.给水排水，2018，54（11）：135–139.

［189］尹大强，国家科技重大专项后续发展战略研究饮用水安全保障专题报告［R］.2018.

［190］张宇燕，孙杰，姚枝仲.世界经济黄皮书：2019年世界经济形势分析与预测［M］.北京：社会科学文献出版社，2019.

［191］张悦，张晓健，陈超等.城市供水系统应急净水技术指导手册［M］.第二版.北京：中国建筑工业出版社，2017.

［192］中华人民共和国生态环境部.2018中国生态环境状况公报［R］.北京：中华人民共和国生态环境部，2019.

［193］Holling C S. Resilience and stability of ecological systems［J］. Annual Review of Ecology and Systematics，1973，4（1）：1–23.

［194］Meng F，Fu G，Farmani R，et al. Topological attributes of network resilience：A study in water distribution systems［J］. Water Research，2018，143：376–386.

［195］Cimellaro G P，Reinhorn A M，Bruneau M. Framework for analytical quantification of disaster resilience［J］. Engineering Structures，2010，32（11）：3639–3649.

［196］Francis R，Bekera B. Ametric and frameworks for resilience analysis of engineered and infrastructure systems［J］. Reliability Engineering & System Safety 2014，121：90–103.

［197］Balica J，Gourbesville P. Flood Resilience Index–Methodology and Implementation［C］. 11th International Conference on Hydroinformatics，2014.

［198］Labaka L，Hernantes J，Sarriegi J. A holistic framework for building critical infrastructure resilience［J］. Technological Forecasting and Social Change，2016，103：21–31.

［199］Butler D，Ward S，Sweetapple C，et al. Reliable，resilient and sustainable water management：the Safe &

SuRe approach［J］. Water Management，2016，1（1）：63-67.

［200］中华人民共和国住房和城乡建设部 . 2017 年城市建设统计年鉴［DB/OL］，https：//wenku.baidu.com/
view/2b109be9a517866fb84ae45c3b3567ec102ddc8b.html.

［201］Bristol Water. Water resource management plan［R］. 2014.

［202］South Staffs Water. Water resources management plan 2014［R］. 2014.

［203］The Intergovernmental Panel on Climate Change. Special report on global warming of 1.5℃［R］. 2018.

［204］住房城乡建设部，发展改革委 . 全国城镇供水设施改造与建设"十二五"规划及 2020 年远景目标
［EB/OL］. http：//www.gov.cn/gongbao/content/2012/content_2210102.htm.

［205］Smith K，Liu S，Liu Y，et al. Reducing energy use for water supply to china's high-rises［J］. Energy and
Buildings，2017，135：119-127.

［206］徐洪福，邓佑锋，许仕荣 . 深圳市二次供水增压方式节能探讨［J］. 给水排水，2013，49（S1）：
47-50.

［207］邓佑锋，许仕荣，徐洪福 . 管网叠压供水与市政供水管网的相互影响研究［J］. 中国给水排水，
2012，28（17）：52-55.

［208］王欢欢，刘书明，姜帅等 . 无负压供水模式下管网水力模拟与安全评价分析［J］. 环境科学，2013，
34（1）：163-168.

［209］Severn Trent Water. Reporting a problem［EB/OL］. https：//www.stwater.co.uk/in-my-area/report-a-
problem-overview/.

［210］Michelle Horton. Making california's water supply resilient［EB/OL］. https：//waterinthewest.stanford.
edu/news-events/news-insights/making-californias-water-supply-resilient.

［211］东京都水道局 . 東京の水道の概要［EB/OL］. http：//www.waterworks.metro.tokyo.jp/suidojigyo/gaiyou/
r1_gaiyou.html.

［212］JWWA. Guidelines for the management and assesssment of drinking water supply services，2016.

［213］Wagner J M，Shamir U，Marks D H. Water distribution reliability - analytical methods［J］. Journal of
Water Resources Planning and Management-ASCE，1988，114（3）：253-275.

［214］Todini E. Looped water distribution networks design using a resilience index based heuristic approach［J］.
Urban water，2000，2（2）：115-122.

［215］刘海星 . 给水排水管网系统耐受度指标体系的研究与应用［D］. 哈尔滨：哈尔滨工业大学，2015.